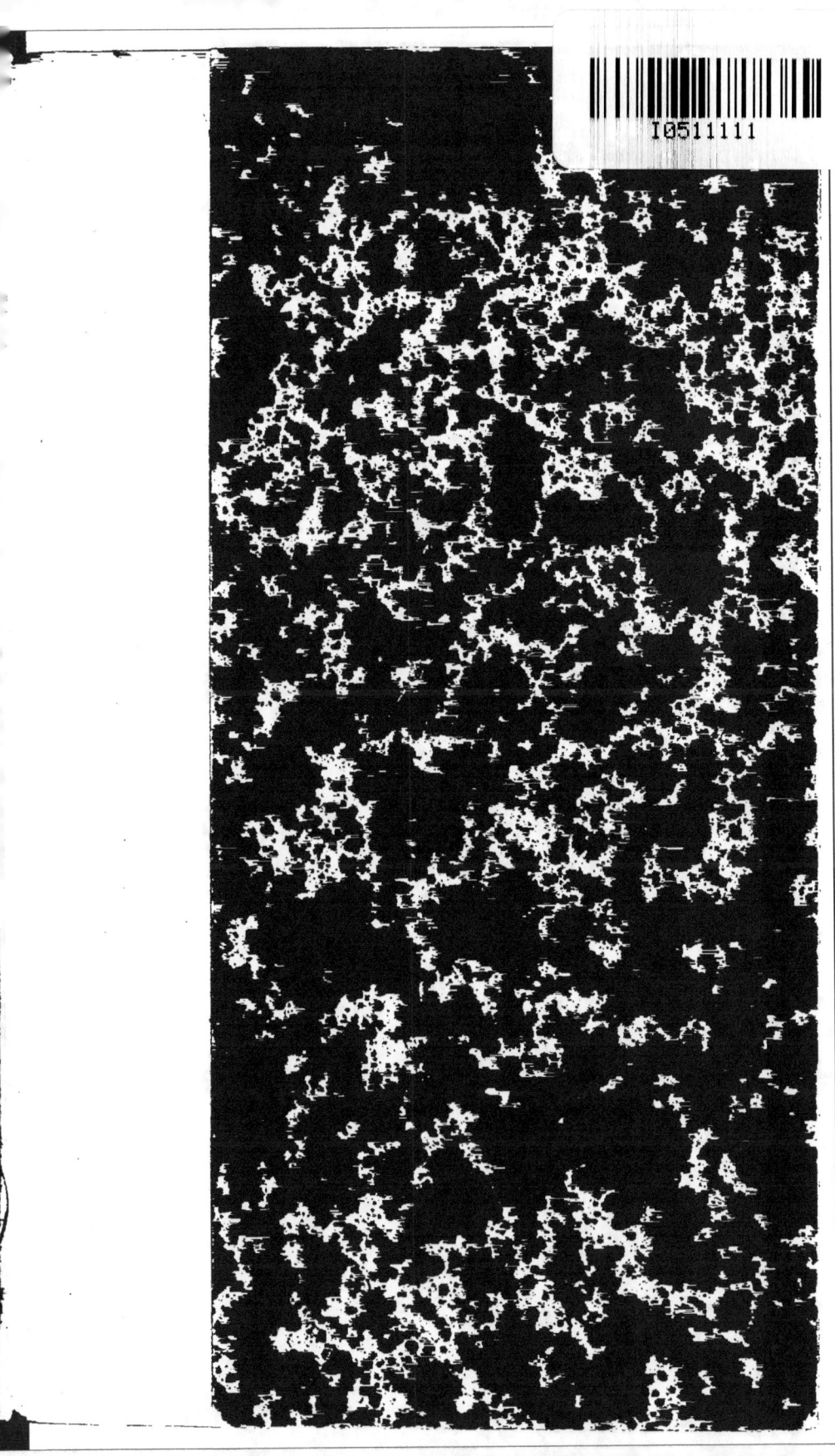

ESSAI

DE

DYNAMIQUE MÉDICALE

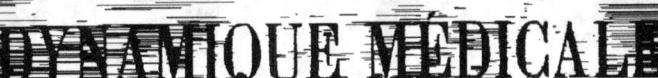

PAR LE

Dr J.-A. MANDON

Professeur de Thérapeutique à l'École de médecine de Limoges
Correspondant de l'Académie royale de médecine de Belgique

> L'harmonie des forces vitales
> troublée par les forces pathogé-
> niques est rétablie par les forces
> médicatrices.

PARIS

ANCIENNE LIBRAIRIE GERMER BAILLIÈRE ET Cie

FÉLIX ALCAN, ÉDITEUR

108, BOULEVARD SAINT-GERMAIN, 108

1886

ESSAI

DYNAMIQUE MÉDICALE

OUVRAGES DU MÊME AUTEUR :

Histoire de la Syphilis des nouveau-nés et des enfants à la mamelle. Mémoire couronné par la Société des Sciences médicales et naturelles de Bruxelles. — Paris, 1854.

Histoire critique de la Folie instantanée, temporaire, instinctive. Ouvrage couronné par la Société impériale de Médecine de Bordeaux. — Limoges, 1862. Paris, librairie Alcan.

De la Fièvre typhoïde. Nouvelles considérations historiques, philosophiques et pratiques sur sa nature, ses causes et son traitement. Ouvrage couronné par la Société impériale de Médecine de Bordeaux. — Limoges, 1864. Paris, librairie Alcan.

J.-B. VAN HELMONT, sa biographie, histoire critique de ses œuvres et influence de ses doctrines médicales sur la science et la pratique de la médecine jusqu'à nos jours. Ouvrage couronné et imprimé par l'Académie royale de Médecine de Belgique. — Bruxelles, 1868. Paris, librairie Alcan.

Cours municipal d'Hygiène publique, fait à Limoges. — Limoges, 1869, librairie Ducourtieux.

1870-71. Mélanges. Politique, lettres, sciences et philosophie de l'histoire. — Limoges, 1871, librairie Ducourtieux.

Amour et travail. — Limoges, 1871, librairie Ducourtieux.

———

De la carbonisation ou rôle physiologique, pathologique et thérapeutique de l'acide carbonique du sang, Mémoire manuscrit adressé à l'Académie de médecine de Paris en 1869.

ESSAI

DE

DYNAMIQUE MÉDICALE

OU

ANALYSE

PHYSIOLOGIQUE, PATHOLOGIQUE ET THÉRAPEUTIQUE

DE

L'UNITÉ HARMONIQUE

DU

POLYDYNAMISME VITAL

PAR LE

Dᴿ J.-A. MANDON

Professeur de Thérapeutique à l'École de médecine de Limoges
Correspondant de l'Académie royale de médecine de Belgique

> L'unité des forces vivantes résulte
> de la solidarité des dynamismes
> reflexes et nutritifs.

PARIS

ANCIENNE LIBRAIRIE GERMER BAILLIÈRE ET Cⁱᵉ

FELIX ALCAN, EDITEUR

108, BOULEVARD SAINT-GERMAIN, 108

—

1886

INTRODUCTION

Le duodynamisme et le monodynamisme anciens ne pouvaient être que des conceptions rationnelles; aujourd'hui,
l'unité harmonique du polydynamisme vital peut recevoir une
démonstration scientifique. Les lois de corrélation, d'adéquation et de transformation des forces sont admises par les
mécaniciens, les physiciens et les chimistes. Elles sont appliquées en agriculture aux espèces animales et végétales;
elles embrassent la biologie tout entière, partant, la science
de l'homme et, conséquemment, la médecine humaine. Mais
notre polydynamisme leur imprime les caractères de sa propre
nature.

Les forces vivantes, inhérentes à nos tissus élémentaires,
ont, en effet, leur originalité spécifique et individuelle; elles
procréent, édifient et régénèrent suivant leurs lois d'assimilation et de polarisation; elles constituent à la fois les

1

systèmes et organes et établissent leurs rapports dynamiques.

L'unité physiologique est garantie par la solidarité organique des pouvoirs réflexes et des forces nutritives; l'unité mentale a pour gage l'association des dynanismes assimilateurs, intellectuels et moraux; l'identité personnelle repose sur la réparation assimilatrice des forces vivantes; cette unité harmonique a pour garant, enfin, les lois d'équivalence dynamique qui s'imposent aux sensations et aux perceptions, aux idées et aux sentiments, à la motricité et à la myotilité conscientes ou inconscientes.

Ces lois de corrélation réflexe, d'équivalence et de transformation assimilatrice du polydynamisme vital sont troublées par les forces pathogéniques, et rétablies par la dynamique médicatrice. Nous allons donc les soumettre au triple *criterium* de la physiologie, de la pathologie et de la thérapeutique. Telle sera la division de ce travail.

PHYSIOLOGIE

DES

POLYDYNAMISMES

HARMONIQUES

RÉFLEXES ET ASSIMILATEURS

> Les dynamismes intellectuels et
> moraux sont régis, comme les
> dynamismes physiques, par les lois
> réflexes et assimilatrices.

Tout acte réflexe représente un travail dont l'agent
est éminemment dynamique. L'activité coordonnée et
réflexe des forces sensitives, motrices et contractiles,
s'exerce, en effet, sans dépense pondérable. Le poids
du cerveau et du cœur, par exemple, est le même,
quelles que soient les idées et les passions perçues ou
senties par ces organes. D'autre part, toutes les
fonctions sont réglées par le mécanisme de pouvoirs
réflexes distincts et harmoniquement groupés dans
un même organe; les actes physiologiques les plus
divers se prêtent, en outre, un mutuel concours, grâce
aux associations réflexes; la dynamique nerveuse
et musculaire impose, enfin, ses lois à l'organisme
entier; les forces nutritives mêmes sont ses tribu-

taires. Les fonctions intellectuelles et morales n'ont pas d'autre mécanisme que les fonctions conservatrices de l'individu et de l'espèce. En un mot, le polydynamisme harmonique, réflexe et assimilateur est le principe le plus élevé de la physiologie ; il conserve, en pathologie, son rôle prédominant, et trouve, dans la dynamique thérapeutique, sa sanction suprême. Commençons notre démonstration par l'analyse des preuves physiologiques.

PHYSIOLOGIE

DU

POUVOIR RÉFLEXE

———

PREMIÈRE PARTIE

Le mécanisme des réactions involontaires de la sensibilité sur la motricité, et de celle-là sur la myotilité, est le type auquel se rattachent les actes inconscients, et, partant, involontaires de la circulation, de la digestion, des sécrétions et de la nutrition. Les fonctions respiratoires, quoique conscientes, s'imposent aussi à la volonté ; de même, l'instinct sexuel et la faim répondent à un besoin, plus ou moins irrésistible. En un mot, toutes les fonctions conservatrices de l'individu et de l'espèce, s'accomplissent sous l'aiguillon de sensations spéciales aboutissant à des actes réflexes spéciaux qui sont leur fin naturelle.

Le grand sympathique n'a pas d'autres fonctions ; les actes réflexes de la moëlle ont le même mécanisme physiologique ; les nerfs et les ganglions cérébraux obéissent aux mêmes lois ; seul l'encéphale ferait exception au nom de la psychologie. Ses fonctions seraient des facultés supra-organiques ; l'intelligence, la sensibilité morale, la volonté seraient les instruments de la raison, de la conscience et de la liberté, manifestations elles-mêmes d'une essence spirituelle.

Telles sont les hypothèses de la spéculation pure. Or, l'anatomie et la physiologie cérébrales se présentent comme un système de centres de sensibilités spéciales, reliées à des centres moteurs, agissant les premiers sur les seconds et réagissant ensemble sur des organes contractiles. La masse cérébrale n'est, en définitive, qu'un groupement ganglionaire symétrique, harmoniquement coordonné pour recevoir les impressions internes et externes, en sentir les images variées, les rapporter à leurs types originaux et en conserver les formes innombrables. La persistance des images dans les centres récepteurs permet de faire reparaître les sensations passées. Les hallucinations du rêve et de la folie, par exemple, font croire à la réalité actuelle, à la présence des objets qui ont antérieurement impressionné les hémisphères. Les idées ne sont que ces images sensorielles, perçues et conservées avec leurs formes objectives, ou avec les formes conventionnelles du langage. La mémoire, enfin, n'est qu'une sensibilité, particulièrement tenace, des centres perceptifs, propriété commune aux centres nerveux qui régissent les autres actes organiques.

La substance grise des circonvolutions cérébrales

est douée de cette double propriété de percevoir et de garder les images des sensations. La perceptivité n'est qu'une sensibilité exquise; elle obéit aux lois multiples qui règlent le pouvoir réflexe. La loi d'association de divers actes réflexes pour concourir à une fonction commune se produit, de même, dans les idées, quand elles visent un but déterminé. Par contre, leurs associations forment, parfois, des combinaisons accidentellement dues à la prédominance sensitive de telles ou telles qualités. L'association par prédominance de perceptions actuelles ou anciennes, mais persistantes, que l'enchaînement des images soit logique ou incohérent, ne représente que des formes de la sensibilité, perceptivité ou réceptivité du cerveau. On nomme volitions, les déterminations cérébrales produites par une idée image ou une idée abstraite; appétences ou répugnances qui visent un mobile quelconque. Ce mobile est, en réalité, le moteur; il limite son influence, tantôt sur les idées seulement et l'épuise dans le domaine des perceptions, tantôt, et, le plus souvent, le mobile-idée émeut le grand sympathique et associe l'émoi de tel ou tel viscère aux conceptions cérébrales. Des actes réflexes organiques se produisent alors, et des mouvements de la vie de relation s'y associent pour donner un dénouement aux volitions. Les volitions sont, donc, des excitations de la sensibilité et de la motricité cérébro-spinale et sympathique par un objet ou une idée déterminés, et la volonté n'est que la forme intense et commune des pouvoirs perceptif et moteur. Les variétés et les variations de ces pouvoirs dépendent de la sensibilité constitutionnelle ou acquise des centres d'innervation, et de l'intensité des impressions internes ou externes. La liberté, enfin, est l'état oscillatoire du dynamisme perceptivo-moteur, ébranlé par des volitions contraires, avant que la prédominance de l'une d'elles ne lui ait donné le caractère de la volonté. La liberté est la propriété pondératrice du pouvoir perceptif et réflexe cérébral, sollicité par des sensations, des sentiments ou des images diverses; la liberté se manifeste en inclinant l'un des plateaux de sa balance sous le poids du mobile le plus puissant. Elle est à la volonté ce que les volitions sont à cette faculté ; ce sont des fonctions des mêmes centres nerveux, sous les formes variées des dynamismes sensitifs ou percepteurs et moteurs, offrant les caractères essentiels du pouvoir réflexe.

Les sensations viscérales cardiaques et vaso-motrices, pulmonaires, gastriques, intestinales, hépatiques, utérines, ovariennes, etc., qui s'associent aux perceptions intellectuelles, portent le nom de sentiments, et constituent la sensibilité morale. La conscience est la résultante des émotions viscérales sympathiquement liées aux idées qui en reçoivent leur caractère moral.

Le bien, le vrai, le beau sont, chez les peuples civilisés, les mobiles typiques et le criterium du sens moral et du sens commun. Du diapason conventionnel de ces deux *sens* dépend la valeur de tous les actes intellectuels et moraux réflexes.

Le physiologiste et le médecin comprennent combien de variations imposent à l'exercice de ces *sens intimes* le tempérament, les habitudes, l'éducation, les races, l'hygiène et l'hérédité ; ils savent combien d'influences internes et externes affectent directement les sentiments, et troublent à la fois les idées et leurs sympathies viscérales.

L'impressionnabilité intellectuelle et morale domine la vie de relation tout entière, et l'imagination qui en est la forme commune, tantôt détermine les plus graves erreurs, tantôt inspire le génie artistique. Par ses actes réflexes et viscéraux, elle enflamme l'orateur et rend l'éloquence contagieuse en excitant et associant les sympathies organiques des auditeurs.

Tel artiste peindra les formes et les mouvements des objets qu'il a devant les yeux, tel autre y ajoutera des conceptions et des sentiments personnels : l'un réfléchira la nature comme un miroir, tandis que le miroir perceptif de l'autre réfléchira, à la fois, les objets perçus et les émotions qui s'y associent. La peinture est donc un art complètement réflexe.

Le musicien compositeur entend les sons avant de les traduire avec son instrument. De même, l'orateur improvisateur s'entend penser et sa parole ne fait qu'exprimer dans la forme qu'ils revêtent en s'associant les mots et les phrases de son discours.

Le poète entend et sent réellement, dans leurs centres acoustiques et sympathiques, ce qu'on appelle en langage poétique, les inspirations de la muse, c'est-à-dire les idées et les sentiments qui dominent sa sensibilité intellectuelle et morale. Comme le compositeur, il emprunte un motif à notre espèce ou à la nature, afin d'exprimer dans une forme particulière qui est son style, les tonalités de ses sympathies ou de ses antipathies, de ses passions, enfin, qui sont les rayons réfléchis de sa sensibilité intellectuelle et morale.

L'imagination est si étroitement associée à l'intelligence qu'une réelle hallucination physiologique est la condition normale de la méditation et de l'expression verbale. Non-seulement, on ne médite que dans la langue qu'on parle, mais il est impossible de faire un raisonnement mental, sans articuler tacitement. La récitation muette s'accompagne d'articulation ébauchées dont on a conscience et qui sont associées à la perception acoustique très nette des mots et des phrases récités par cœur, comme disent les pédagogues.

Il n'est pas de pensée sans forme conventionnelle et sans image préalable; le cerveau ne conçoit rien sans signes et les idées sont les significations concrètes ou abstraites de ses perceptions. L'intelligence et l'imagination sont donc indivisibles, tant leur solidarité est étroite.

La mobilité des phénomènes imagés et diversement

signés, selon les écritures et les langues, est telle
que la succession des idées rappelle la circulation des
hématies. En effet, il ne dépend pas plus de nous
d'arrêter le courant des idées que le cours du sang.
Rêver, penser, parler et écrire n'est qu'observer ou
exprimer, dans un ordre plus ou moins logique, les
idées-images ou les idées abstraites, acquises par
l'expérience et associées par la méditation. Or, tous
ces phénomènes sont sensitifs et réflexes.

La méditation d'un sujet n'est que la perception
nette et presque hallucinatoire de ses formes, de sa
nature et de ses rapports. Cette contemplation atten-
tive révèle, parfois, sous des aspects nouveaux, des
faits désormais féconds, mais jusque-là incompris par
l'espèce, qui ne perçoit en général que les impressions sensorielles et répète, sans contrôle, la plupart
des formules abstraites qui sont, souvent, les dogmes
erronés même des sciences.

L'isolement de la perceptivité aux impressions
extérieures prend le nom de réflexion. Quand la
perception est absorbée par un groupe déterminé
d'idées, elle devient l'attention; c'est la méditation,
si plusieurs séries de perceptions pures se succèdent
dans des rapports logiques et divers.

Les conditions physiologiques de perceptivité
artistiques, au contraire, réclament l'excitation
associée et réflexe de la sensibilité sensorielle et
morale ou sympathique. Les sentiments artistiques
s'imposent à leurs formes idéales, et l'expression de

tous les arts, malgré la variété des organes et instruments de leurs manifestations, n'est que la forme esthétique du pouvoir réflexe. S'il est vrai de dire le style c'est l'homme ; il est le plus exact de dire le style c'est le dynamisme réflexe de l'homme.

Cette analyse physiologique des fonctions intellectuelles et morales nous fait saisir, sous des modalités intuitives, sentimentales et sensorielles, le premier des éléments du pouvoir réflexe, la sensibilité. Nous l'avons vue, partout, secondée par les centres moteurs d'innervation dont les solidarités anatomiques expliquent les associations physiologiques des perceptions et des expressions cérébrales. La sensibilité passionnelle des viscères sympathiquement liés aux fonctions encéphaliques intellectuelles complète, enfin, l'élément sensitif, dont le mécanisme réflexe est perfectionné par l'éducation et l'exercice.

Nous venons de montrer que les fonctions intellectuelles et morales peuvent être ramenées au mécanisme du pouvoir réflexe dont nous allons rencontrer le type incontesté dans les fonctions de la vie organique. Mais avant d'interroger, à ce point de vue, les appareils de la digestion, de la respiration, de la circulation et les fonctions nutritives, jetons un coup d'œil sur la myotilité volontaire, en général, et sur les sécrétions.

Qu'elle soit appliquée à la locomotion ou aux mouvements des membres supérieurs, qu'elle vise la marche, la course, l'art chorégraphique, la prestidigitation, un art manuel ou digital quelconque, la myotilité volontaire, exercée et entraînée pour exécuter des séries de mouvements, obéit aux mêmes lois que l'expression verbale des idées.

Les exercices, quels qu'ils soient, sont un langage, comme la langue des signes pour les muets. La pensée, qui les inspire et les règle, réalise les conditions des actes réflexes. Dans tous les mouvements comme dans tous les actes, une impulsion initiale, émanant des centres perceptifs ou sensitifs, est transmise par les nerfs moteurs aux organes contractiles. Les trois éléments indivisibles des actes réflexes y concourent, je veux dire leur triologie caractéristique : sensibilité, motricité, myotilité.

La fréquence, l'habitude des mouvements volontaires en obscurcit la conscience analytique, et la volonté n'est elle-même que synthétique quand elle détermine de nombreuses contractions musculaires à la fois.

De même, on retrouve incomplètement voilées la conscience et la volonté, dans l'accomplissement de la plupart des fonctions organiques. De sorte que les caractères volontaires ou involontaires, conscients ou inconscients des actes, en général, n'ont qu'une importance secondaire au point de vue du mécanisme réflexe. La moralité et la responsabilité n'en reçoivent, d'ailleurs, aucune atteinte, car elles sont en rapport immédiat avec les associations instinctives et acquises des sentiments et des idées, c'est-à-dire, avec l'hérédité, l'éducation et l'habitude bien plus qu'avec la réflexion préalable des actes.

Le mécanisme des sécrétions est éminemment réflexe, nous verrons que celui des excrétions peut être ramené au même type. Les sécrétions salivaires et gastriques sont incontestablement déterminées par les impressions des aliments réfléchies sur les glandes qui sécrètent les liquides digestifs. Les excitations électriques des nerfs sécréteurs expliquent les réactions fonctionnelles des glandes préposées à la digestion des aliments amylacés et azotés. Il en est de même de la digestion des corps gras : les sécrétions biliaires et pancréatiques sont produites par l'impression du chyme sur le duodénum, transmise au foie et au pancréas, c'est-à-dire réfléchie sur leurs nerfs sécréteurs.

Parallèlement et plus clairement encore, s'opèrent les mouvements réflexes de l'appareil digestif. Si la mastication est volontaire, comme la préhension des aliments, elles obéissent l'une à la nécessité d'un besoin impérieux, la faim, et l'autre à un mécanisme sur lequel la volonté et l'intelligence n'ont pas plus d'empire chez l'homme que chez l'enfant et que chez les animaux. Le caractère instinctif et réflexe de la déglutition est encore plus impérieux, et la conscience des fonctions œsophagiennes disparaissant, la cécité et la fatalité des actes réflexes embrasse toutes les fonctions de l'appareil digestif. Les fluides, les gaz et les solides excitent la sensibilité du duodénum, du colon et du rectum, et déterminent des mouvements pérystaltiques qui sont des types d'actes réflexes.

De même, les fonctions respiratoires échappent, pendant le sommeil, complètement à la conscience et à la volonté, qui ne peut que les accélérer ou les retarder pendant la veille ; ces fonctions involontaires ont pour garant le pouvoir réflexe du bulbe.

Depuis plusieurs années, nous avons exposé, dans un mémoire académique sur *la carbonication,* que l'excitation du besoin de respirer était produite par la stimulation bulbaire et bronchique de l'acide carbonique du sang et de l'acide carbonique pulmonaire exosmosé pendant l'inspiration. Nous allons en donner la preuve, en analysant les conditions physiologiques des mouvements respiratoires. Le besoin de respirer augmente au fur et à mesure que l'acide carbonique s'accumule dans le sang. Ce gaz peut en être expérimentablement dégagé, par un courant d'azote ou par le vide ; il s'en exhale même par la simple exosmose respiratoire. Grâce aux sels du sang, ce fluide peut en dissoudre plusieurs fois son volume. C'est lui qui donne à l'hémoglobine des globules du sang artériel la teinte qu'elle communique au sang veineux. D'autre part, les propriétés stimulantes de l'acide carbonique s'observent par son action immédiate sur les membranes muqueuses et par les réactions névromusculaires qui en résultent. On est donc en droit de conclure que le pouvoir respiratoire du bulbe est stimulé par l'acide carbonique du sang.

L'excitation bulbaire et cérébro-spinale par le sang veineux a été déterminée par les mémorables expériences de Bichat. Suivant que le robinet trachéal était ouvert ou fermé, le robinet artériel laissait jaillir du sang artériel ou veineux. L'agitation des animaux augmentait en raison de l'accumulation de l'acide carbonique dans les vaisseaux, par contre, la surexcitation réflexe générale s'apaisait, au fur et à mesure de l'élimination du gaz carbonique, en excès.

La stimulation carbonique des centres réflexes a sa sanction dans le rapport de leur activité avec la proportion d'acide carbonique produit, et plus ou moins promptement exhalé. De même qu'un travail musculaire intense sature rapidement le sang de ce gaz, de même, à mesure que les proportions normales se rétablissent, le cheval qui vient de courir, ou l'athlète qui vient de lutter, retrouvent le rhythme normal de leurs mouvements respiratoires.

Un excès de carbonication peut entraîner la mort; mais si elle ne dépasse pas la mesure physiologique, cette excitation augmente l'énergie de tous les centres réflexes. Elle se produit instinctivement par le travail intellectuel et moral, aussi bien que par le travail physique, et pour deux raisons simultanées : parce que tout travail accélère la production carbonique, et parce que le rhythme respiratoire est troublé par le travail et, partant, l'exosmose carbonique retardée. La carbonication du pouvoir réflexe est, à degrés divers, inséparable de toute activité physiologique ou pathologique. La fièvre, par exemple, accélère les oxidations organiques, augmente la proportion normale de l'acide carbonique du sang et, par conséquent, elle accélère les mouvements respiratoires et circulatoires ; le travail fébrile ressemble, sous ce rapport, à tout autre travail. De même, les inspirations compensatrices qui succèdent à une vive émotion ou à une tension intellectuelle, peuvent être comparées aux accélérations éliminatoires et compensatrices qui rétablissent la tonalité normale, carbonique et réflexe, après un travail physique.

Les mêmes lois s'imposent, sous des conditions analogues, au système circulatoire. Nous venons de voir que les fonctions cardiaques sont solidaires des fonctions respiratoires ; le cœur porte en lui, comme les poumons, l'agent qui stimule et entretient ses mouvements ; les ganglions cardiaques réagissent, comme le bulbe, sous l'excitation carbonique du sang veineux, les cavités cardiaques sont stimulées comme les cavités pulmonaires ; l'impression carbonique s'exerce sur l'endocarde, comme sur la membrane muqueuse bronchique, avec cette différence que la solidarité réflexe des deux moitiés du cœur oblige le cœur gauche, qui est le moins excité, à suivre les mouvements du cœur droit qui est plus énergiquement carboniqué.

Ainsi, indépendamment de ces sympathies cérébrospinales, le cœur est directement régi par le pouvoir réflexe ; en outre, les perceptions cérébrales et les

2

idées éveillent en lui des sensations spéciales qui portent le nom de sentiments.

Telles idées excitent l'énergie cardiaque et déterminent un émoi précordial qui varie selon les images ou les conceptions : le courage, l'héroïsme, sous leurs formes multiples, appartiennent à ce groupe de sentiments toniques. A des idées contraires, s'associent des sentiments atoniques qui affaiblissent l'énergie cardiaque et même la paralysent, telles la peur et la terreur ; la syncope par cause morale est transmise du cerveau à la moëlle, au cœur et aux vaso-dilatateurs ; ce collapsus nerveux est souvent précédé d'une constriction cardiaque et vaso-motrice accompagnée de l'horreur frigorale de la terreur. Ces sentiments ne sont, en réalité, que des sensations spéciales comme leurs causes constrictives ou dilatatrices, entraînant des variations de température plus ou moins grandes, s'associant des sensations pulmonaires ou généralisant leurs effets et se résumant en un sentiment spécial qui réfléchit le dynamisme primordial des centres de perception.

De même, la respiration, dont nous avons exposé le mécanisme réflexe, participe aussi à la sensibilité morale ; les poumons s'associent aux émotions cardiaques et les expriment par des troubles du rhythme respiratoire. La joie rend la respiration plus fréquente et plus profonde, la peine la rend anxieuse ; les vives douleurs morales suffoquent. Ces sensations, excitées par des perceptions correspondantes, en reçoivent leur caractère particulier et prennent le nom de sentiment. Elles sont, en effet, très distinctes des sensations primitivement thoraciques qui n'intéressent, d'abord, que la sensibilité physique. Mais, celle-ci peut réagir sur la sensibilité morale, ou idéo-viscérale, par les voies centripètes. Cette solidarité de la sensibilité périphérique et centrale explique l'influence exercée par le physique sur le moral, et réciproquement. En effet, les appareils respiratoire et circulatoire réfléchissent, de concert, les divers états des centres perceptifs. Les sensations pectorales qu'éveillent les idées ne sont, en réalité, que des sentiments concomitants. Le cœur et les poumons sont, en un mot, des foyers passionnels allumés par des conceptions ou perceptions cérébrales qui se complètent en excitant les sympathies de ces viscères.

L'estomac participe aussi, par le pneumogastrique, à la sensibilité morale ; il associe, particulièrement, ses émotions à celles des viscères pectoraux, pour ajouter son dégoût et sa langueur aux idées tristes ; de même, il éprouve, comme les poumons et le cœur, des sensations toniques sous l'influence des idées riantes ; il concourt ainsi à l'expression des sentiments les plus opposés.

Mais les viscères abdominaux, l'intestin et le foie, surtout, sympathisent avec les idées qui inspirent la peur. Ce sentiment se traduit, d'abord, par des contractions intestinales, vésicales et vaso-motrices dans le foie, et le collapsus qui leur succède, réfléchi aux centres perceptifs, leur communique le trouble et l'affaissement nerveux des sentiments dépressifs.

Ce rôle moral des organes abdominaux s'observe même quand leurs fonctions sont passagèrement troublées. Ces viscères réfléchissent leurs malaises physiques sur le cerveau et assombrissent les esprits les plus gais.

Les caractères, en général, traduisent le rapport réflexe ascendant ou descendant des sentiments viscéraux avec les foyers de perception. Les tempéraments, les âges et la prédominance de telle ou telle activité organique donnent au moral une physionomie particulière ; par contre, l'éducation cérébrale et l'habitude modifient la sensibilité viscérale et la moralisent.

Si, au lieu d'éveiller des sentiments dépressifs ou d'émouvoir légèrement un ou plusieurs viscères, les images excitent la fureur ou le désespoir, la moëlle devient le principal instrument des actes réflexes les plus violents ; elle donne aux conceptions cérébrales et aux sentiments viscéraux leur forme tragique.

Conserver l'harmonie des centres multiples du pouvoir réflexe est le but suprême de l'hygiène physique, intellectuelle et morale. Les constitutions normalement équilibrées sont rares, aussi l'équilibre des divers dynamismes est-il instable. L'héroïsme, par exemple, dépend, tantôt de l'impassibilité, tantôt de l'impressionnabilité réflexe, qui sont sujettes aux variations intrinsèques de ce pouvoir et aux surprises des causes impressionnantes.

Rappelons, enfin, sans épuiser le rôle multiple du pouvoir réflexe, que tout état passionnel excite dans le système vaso-moteur des sympathies qui embrassent les capillaires, les parenchymes et, qu'ainsi, l'organisme tout entier participe au concert de nos émotions.

Heureusement, bien que solidaires de la sensibilité morale et physique, les idées qui ne sont cependant pas impassibles, nous éclairent pendant les orages passionnels et nous permettent d'éviter leurs entraînements aveugles. Grâce à elles, les centres réflexes perceptifs pondèrent les sensations et les sentiments, et la résultante de ce conflit dynamique donne à nos actes leur caractère moral.

Voyons maintenant quel est le rôle physiologique du pouvoir réflexe dans les fonctions physiques des capillaires ; nous rechercherons ensuite l'action réflexe vaso-motrice dans les circulations lymphatique, séreuse et cellulaire.

Les nerfs vaso-moteurs communiquent aux capillaires sanguins l'excitation contractile qui permet à ces vaisseaux ténus de seconder activement les efforts de l'impulsion cardiaque. L'autonomie de la circulation capillaire dépend immédiatement des ganglions innervateurs des nerfs vasculaires qui en émanent. Que les nerfs dilatateurs soient actifs comme les nerfs constricteurs et que la dilatation ne soit pas un phénomène passif, peu importe, pourvu que l'impression des premiers soit transmise aux seconds et que la contraction vasculaire en soit la conséquence. Le mécanisme physiologique est le même, dans ce réseau extrême du grand sympathique, que dans le reste du système dont toutes les parties sont solidaires. La réflexion réciproque des impressions périphériques ou centrales de la substance grise en sont la preuve.

Les irritants physiques mettent en évidence, plus rapidement encore que les causes morales, le pouvoir réflexe du réseau nerveux des capillaires. Il suffit, comme on sait, de rayer la peau avec un corps dur pour produire, aussitôt, des rayures blanches résultant de la constriction vaso-motrice accompagnée d'une sensation mordicante constrictive. On sait aussi qu'à ces phénomènes succèdent de la rougeur et de la chaleur produites par l'afflux du sang dans les capillaires dilatés. On sait, enfin, que la dilatation est proportionnelle à la constriction et que la première peut devenir congestive et inflammatoire, si la cause de la seconde a une intensité ou une durée suffisante.

Le rayonnement physiologique réflexe a son maximum d'intensité dans la région voisine du siége de l'impression, mais le grand sympathique et le pouvoir réflexe cérébro-spinal le généralisent. La solidarité réflexe du physique et du moral se manifeste, par exemple, à l'occasion de la plus légère irritation, comme à l'occasion d'un simple spasme capil-

laire. Mais n'anticipons pas sur le terrain pathogénique et recherchons le rôle du pouvoir réflexe dans
les annexes des capillaires sanguins, c'est-à-dire
dans les systèmes lymphatique, séreux et cellulaire.

Quoiqu'elles ne soient que rationnelles, les preuves
que nous allons exposer démontreront, j'espère, la
communication anatomique et la solidarité physiologique du système lymphatique avec le système circulatoire sanguin. Leurs fonctions sont aussi étroitement
et aussi nécessairement liées que celles des vaisseaux
lactés avec les vaisseaux rouges. La physiologie normale et la physiologie pathologique sont également
favorables à cette opinion.

Nous disons que les vaisseaux lymphatiques sont
une annexe des capillaires et un *diverticulum* indispensable pour favoriser leur détente pendant qu'ils
sont congestionnés physiologiquement ou dans un état
pathologique. Les œdèmes, les anasarques ne sont
pas plus que les épanchements séreux des exsudations des capillaires; ils ont une origine lymphatique,
séreuse ou cellulaire. La lymphe et la sérosité ont
leurs vaisseaux propres, et, dans l'état normal, ces
canaux ne peuvent recevoir leurs liquides que des
vaisseaux sanguins. Il faut, de nécessité, admettre
que ceux-là, y compris les capillaires, sont revêtus
d'un réseau lymphatique s'inosculant sur leurs parois
plus directement encore que les chylifères sur les
parois villeuses de l'intestin. Sinon, les tuniques des
capillaires ne pourraient résister aux pressions extrê-

mes que leur impose l'impulsion cardiaque pendant des exercices physiologiques énergiques et de longue durée.

Ainsi dérivée, la lymphe permet aux vaisseaux sanguins de ne pas dépasser le *maximum* de leur tension et de leur résistance.

D'autre part, les lymphatiques trouvent, dans le tissu cellulaire et dans les cavités séreuses, y compris les ventricules cérébraux, des bassins de garantie, pendant les violentes congestions physiologiques viscérales qui deviendraient hémorrhagiques sans la dérivation lymphatico-séreuse et cellulaire. L'exhalation pulmonaire, cutanée et l'excrétion sudorale ne sont que les auxiliaires de cette détente congestive.

De même, la résorption des liquides exsudés est opérée par les cellules, les membranes séreuses et les vaisseaux lymphatiques d'où ils sont sortis. La congestion des lymphatiques et des séreuses a ses exsudations spéciales, comme les capillaires ont les leurs, et, comme eux, les lymphatiques sont nécessairement contractiles. S'ils étaient dépourvus de contractilité, ces vaisseaux ne réagiraient pas sous l'influence des pressions variables qu'ils subissent ; leurs parois passives et très peu résistantes cèderaient aux plus légères tensions.

L'absorption des virus ou des liquides septiques insérés sous l'épiderme, les lymphites et les adénites qu'ils déterminent, prouvent, à la fois, la propriété absorbante et l'activité circulatoire des vaisseaux lympathiques. La douleur des lymphangites et des adénites, des pleurites, des péritonites et des arthrites met, d'autre part, en évidence la sensibilité latente de ces vaisseaux; or, la sensibilité est inséparable de de la motricité et de la contractilité, apanage du pouvoir réflexe que nous sommes obligé d'admettre dans le système des vaisseaux incolores comme dans les capillaires.

La solidarité anatomique et physiologique des membranes séreuses et du tissu cellulaire avec le système lymphatique, explique leur circulation commune, si l'on peut ainsi qualifier les mouvements oscillatoires de la lymphe, déterminés, comme un flux et reflux, par la contractilité des lymphatiques. Ces vaisseaux réagissent par acte réflexe, sous l'impression des tensions variées qui résultent de leur communication avec la tunique séreuse des vaisseaux sanguins. Ainsi se trouve complété le système circulatoire dont les vaisseaux lactés sont des affluents et dont les systèmes lymphatique, séreux et cellulaire sont les canaux et réservoirs de dérivation et de détente. Au même titre que les capillaires, les systèmes annexés à la circulation cardiaque possèdent l'organisation vasculaire suffisante pour obéir aux lois du pouvoir réflexe. Il n'est pas, en effet, dans l'économie d'organe tubulaire et membraneux qui ne soit doué de contractilité réflexe. Empruntons, enfin, à la physiologie comparée, un exemple. Les réactions vasculaires qui succèdent à la contraction du vaisseau

dorsal, chez les insectes, et entretiennent les oscillations de la lymphe, permettent de comprendre les
oscillations lymphatiques chez l'homme ; avec cette
différence, qu'au lieu d'avoir un moteur commun, nos
lymphatiques tiennent, en partie, leurs mouvements
des vaisseaux sanguins auxquels ils sont annexés.

En résumé, l'unité de la circulation générale peut
être comparée à l'unité de l'innervation : les lymphatiques et leurs dépendances complètent le système
sanguin, comme le grand sympathique et les vaso-
moteurs complètent le système nerveux cérébro-
spinal. Il résulte enfin, de la solidarité de l'innervation
et de la circulation générale que l'organisme est régi
par le pouvoir réflexe jusque dans les organes qui
concourent aux fonctions de nutrition.

Nous n'ignorons pas qu'on peut objecter à nos
conclusions l'insuffisance des preuves anatomiques
sur plusieurs points. Nous n'avons pas hésité, toutefois, à essayer de combler les lacunes de la science,
convaincu que l'hypothèse interrogative peut provoquer le contrôle.

Quoiqu'en pensent les philosophes, il n'est pas
d'organe qui mène sûrement à la vérité. Les découvertes sont dues, tantôt au hasard qui exige toujours
un esprit préparé pour les recueillir ; tantôt, et le plus
souvent, elles sont la sanction d'une idée préconçue
qui éclaire l'observateur ou inspire l'expérience.

L'hypothèse est le levier instinctif de l'intelligence.
Les hommes de génie ne soumettent pas, il est vrai,

leurs hypothèses aux savants dont ils ne désirent pas, en général, la collaboration ; mais notre ambition plus modeste sera satisfaite, si nous avons assez de crédit pour provoquer un débat sur nos conceptions physiologiques.

Ces déclarations excuseront, peut-être, la hardiesse de notre théorie du dynanisme vital, par laquelle nous allons terminer la première partie de ces recherches.

ÉTUDE PHYSIOLOGIQUE

DE LA

DYNAMIQUE VITALE

Pour certains métaphysiciens, les corps pondérables ne seraient, malgré leurs propriétés variées, que l'éther à divers degrés de condensation. Nous ne prendrons pas cette conception trop discutable pour base de notre dynamique. Nous préférons la théorie, scientifiquement admise et démontrée, par laquelle les forces mécaniques, physiques et chimiques sont soumises aux lois d'adéquation et de transformation, d'où résulte leur unité substantielle. L'éther serait, à la fois : force, pesanteur, calorique, électricité, magnétisme et affinité, en un mot, le même agent sous des formes différentes, capable d'acquérir des propriétés correspondantes à ces transformations.

Nous allons voir si ces lois sont applicables aux êtres vivants. Tout d'abord, le règne végétal en offre des preuves frappantes. De l'embryon à la plante qui résulte de son développement, il est facile de déterminer, par l'analyse chimique, la nature des aliments absorbés, et, par la balance, le poids de la matière fixée et de la matière exhalée ou éliminée. Il est facile de prouver que la plante ne fait que s'assimiler les substances absorbées; qu'elle ne saurait produire aucun élément nouveau ; en un mot, que ses tissus et ses organes ne sont que les produits des transformations alimentaires opérées par l'organisme végétal.

Mais au-dessus des problèmes résolus par la physique et la chimie, se posent ceux qui demandent la raison de l'anatomie élémentaire et organique, des formes spécifiques et individuelles, des propriétés physiologiques, toxiques et thérapeutiques des principes élaborés par les végétaux ; en un mot, existe-t-il un principe vital botanique? Quelle est sa nature et quelles sont ses lois?

Nous répondons : il n'y a dans un embryon, quels que soient les caractères différentiels qui servent de base aux classifications, il n'y a rien qui puisse même ébaucher l'explication plausible des développements spécifiques de la plante. Les caractères des espèces sont, cependant, très constants et très distincts; comment donc sont-ils toujours reproduits?

Il faut nécessairement admettre que l'embryon contient, dans les cellules qui le composent, la force qui les a formées au sein des *plasmas* d'où elles proviennent, et qui les a disposées selon le plan des types embryonnaires. Cette force architecturale se traduit dans les cellules et les tissus qui en émanent par des polarisations organiques qui réalisent l'image de l'espèce. Ce travail et ce dessin dénoncent l'existence d'un agent doué de propriétés dynamiques nombreuses, manifestées non-seulement par l'organisme qu'il procrée, élément par élément, c'est-à-dire par prolifération et transformation cellulaire, mais aussi manifestées par les propriétés dynamiques des alcaloïdes et autres principes divers qui trahissent le dynamisme végétal.

Ce dynamisme générateur est évidemment copulé, c'est-à-dire composé de deux forces complémentaires, dans les végétaux bi-sexués, qu'ils soient hermaphrodites, monoïques ou dioïques. Dans les espèces phanérogames, en effet, la fécondation suppose l'existence, dans le liquide pollinique, d'un agent capable de communiquer aux cellules embryonnaires le pouvoir qui préside à leur développement normal; sinon, leur virtualité dynamique est incomplète et l'embryon reste stérile.

D'autre part, le pouvoir générateur est, à ce point, sous la dépendance de la nutrition, que les organes floraux, y compris les pistils et les étamines, sont capables de revenir, par entraînement nutritif, au type foliacé dont ils proviennent.

Ce rapport des forces génératrices et nutritives

est si étroit, qu'elles peuvent se confondre, comme on le voit chez les cryptogames qui n'ont pour organes de reproduction que des spores ou plutôt des sporules identiques, en apparence, aux cellules du reste de leur organisme.

Les types spécifiques sont reproduits, dans les espèces inférieures, par un agent simple et non copulé, se multipliant à l'aide des éléments cellulaires qui constituent le végétal, comme dans le *lycoperdon*, par exemple, qui se résout tout entier en spores reproducteurs.

Cette unité du dynamisme végétal se manifeste, de même, dans le muguet, *oïdium albicans*. On voit, en effet, émerger, des grandes cellules sporales, les organes végétatifs, filamenteux, et ceux-ci se renfler pour produire les spores et leurs sporules.

La transformation réciproque du pouvoir végétatif et du pouvoir générateur s'observe également dans les espèces les plus élevées du règne botanique. Les bourgeons floraux n'émanent-ils pas, en effet, des rameaux comme les bourgeons à feuilles? Et les simples boutures ne sont-elles pas capables de reproduire l'individu et l'espèce, par évolution nutritive? L'embryon lui-même ne se développe qu'en vertu des forces végétatives; et ce n'est qu'après avoir terminé un des cercles de la vie végétale que la plante recouvre dans la graine et l'embryon son dynamisme générateur.

Il en est ainsi chez les animaux. Les cellules épithéliales spermatozoaires ne sont sécrétées par les glandes séminales qu'à l'âge pubère. Les cellules ovulaires, dans l'autre sexe, sont aussi un produit de nutrition. Le cercle qui commence par l'individu et se termine par l'espèce est donc formé, en apparence, par la succession alternative des forces nutritives et des forces génératrices. Or elles ne sont, en réalité, que des modes d'un seul agent dont le pouvoir se traduit, sans cesse, par une régénération histologique aussi longue et aussi variée que les types spécifiques et individuels qu'elle représente.

La formation, la conservation et la multiplication des éléments anatomiques, leur disposition en systèmes et organes et leur solidarité fonctionnelle sont l'œuvre multiple d'un agent à formes multiples partout présent, procréateur et acteur, capable de faire entrer dans le type vital de chaque espèce les pondérables et les impondérables qu'il absorbe, transforme et individualise.

Le polydynamisme harmonique s'impose aux deux règnes organiques. Nous essaierons de prouver qu'il anime et régit, à la fois, l'être physique et l'être intellectuel et moral ; qu'il transmet, avec les caractères spécifiques, les prédispositions héréditaires morbides, mais que, grâce à sa solidarité fonctionnelle, le dynamisme vital réagit, spontanément et souvent avec succès, contre les nombreux dynamismes pathogéniques ; que ces réactions sont, enfin, les indications premières du clinicien vitaliste.

Le polydynamisme vital se révèle par l'analyse des propriétés des divers systèmes organiques. Visons d'abord la myotilité, qui est une des formes les plus remarquables des forces vivantes. Puisqu'il est scientifiquement admis que les aliments azotés se transforment, successivement, en peptone, albumine, fibrine et hémoglobine, pour aboutir à leur transformation ultime ou assimilation musculaire ; pourquoi leurs forces intrinsèques ne subiraient-elles pas des transformations parallèles dont la dernière est la myotilité ? Le dynamisme musculaire est sous la dépendance de l'alimentation et de l'entraînement dans toutes les espèces. Au travail musculaire des animaux correspondent des poids d'aliments réparateurs, comme l'alimentation d'un foyer de chaleur, produisant un travail déterminé, suppose des poids de combustible équivalents. Aussi la désassimilation qui résulte de tout travail musculaire nécessite-t-elle, sous peine d'usure radicale, la reproduction incessante des éléments contractiles.

La nutrition n'est donc pas la simple réfection d'organites immuables, mais un acte constamment procréateur, qu'il s'agisse de rénover ou maintenir en équilibre le système musculaire, qu'il s'agisse de son développement naturel, selon les âges, ou de son accroissement exceptionnel, en poids et en puissance, acquis par entraînement professionnel ou par un exercice méthodique.

Nous devons réserver l'influence, parfois prédominante, de l'innervation qui est capable d'exciter, accidentellement ou habituellement, des contractions musculaires dont l'énergie n'est pas en rapport avec le développement des muscles.

Les lois assimilatrices que nous venons d'observer dans la nutrition musculaire s'appliquent, d'ailleurs, au système nerveux lui-même. En quoi consiste, en effet, la nutrition des centres nerveux et des nerfs, si ce n'est, d'abord, à emprunter au sang les matériaux nécessaires à la rénovation cellulaire et tubulaire et à l'alimentation des divers pouvoirs sensitifs et moteurs? Or, cette réparation, à la fois organique et dynamique, est encore une œuvre de double transformation, c'est-à-dire de régénération spéciale à chaque élément nerveux.

S'il est vrai que la nervosité et la myotilité sont des forces antérieures à leurs formes histologiques qu'elles procréent au sein du *plasma* embryonnaire et qu'elles multiplient pendant les révolutions des âges, il s'ensuit que tous les actes réflexes sont de nature dynamique, puis qu'ils représentent l'enchaînement des forces sensitives, motrices et contractiles.

Nous avons montré, d'autre part, que toutes les fonctions organiques dépendaient directement ou indirectement du pouvoir réflexe. Il résulte donc de cette dépendance et du dynamisme de ce pouvoir que le mécanisme viscéral est, lui-même, nécessairement dynamique.

Quant aux cellules qui ne sont pas sous la dépen-

3

dance immédiate du système réflexe, elles complètent son œuvre par leur propre dynamisme.

Analysons à ce double point de vue les simples mouvements viscéraux et vasculaires, les sécrétions, les excrétions, la nutrition, et, enfin, les fonctions dynamiques du cerveau et de la moëlle.

Pénétrons avec le pneumo-gastrique dans le thorax, d'abord, et observons le mécanisme des forces respiratoires. L'élasticité des parois thoraciques est un ressort qui restitue la force emmagasinée pendant l'inspiration; les muscles inspirateurs et expirateurs traduisent, par leurs contractions, leur propre dynamisme et celui des nerfs moteurs qui les stimulent; mais le foyer de ces énergies est dans le bulbe. C'est là que la force respiratoire, sans cesse dépensée, est sans cesse réparée par un acte d'assimilation dynamique. Que cette force soit impressionnable aux excitants, à l'excitation carbonique particulièrement; nous ne reviendrons pas sur le mécanisme de la carbonication bulbaire et pulmonaire; mais nous insisterons sur la nature évidemment dynamique du pouvoir respiratoire. Sa sensibilité spéciale traduit, par des mouvements thoraciques aussi différents de rhythme que d'intensité, les impressions physiques ou morales qui lui sont transmises. Nul autre centre dynamique ne déploie une plus constante activité, et la délicatesse de sa sensibilité égale celle des centres perceptifs dont elle est le miroir physiologique.

Les mouvements et le rhythme cardiaque ont aussi

été expliqués précédemment par la *carbonication* des séreuses et des ganglions cardiaques; mais la puissance et la durée de ses fonctions sont un des faits les plus imposants de la dynamique vitale, et c'est grâce à la solidarité de leur pouvoir réflexe que les forces respiratoires et circulatoires doivent leur résistance.

C'est, encore, au dynamisme réflexe des nerfs vaso-moteurs que sont dues les contractions vasculaires qui complètent l'œuvre des impulsions cardiaques. Les ganglions nerveux qui donnent à la circulation capillaire son autonomie sont des foyers d'innervation, comme les autres ganglions du système sympathique. Nulle part, le dynamisme vital n'est plus manifeste que dans ces petits centres élaborateurs des pouvoirs sensitifs et moteurs, inconscients et involontaires, mais symphatiquement et, partant, dynamiquement associés aux actes perceptifs. La pluralité, la solidarité et le dynamisme des centres nerveux ne peuvent être démontrées par des témoignages plus nombreux et plus concertants.

Ces pléïades ganglionaires concourent directement à la nutrition, et réfléchissent dans tout l'organisme l'innervation sympathique et cérébro-spinale. Ils sont les collaborateurs immédiats de la circulation et les agents réflexes des impressions physiques et morales.

La multitude, l'autonomie et la solidarité générale nerveuse de ces foyers servent de garantie aux défail-

lances du dynanisme de la vie organique et de la vie
de relation.

Ils tiennent sous leur dépendance les fonctions
vaso-motrices qui réflètent, dans les viscères, les
sentiments divers et en traduisent les influences
dynamiques, tantôt par de simples névroses, tantôt
par des lésions spéciales qui résultent des névroses
des fonctions de nutrition.

Le dynamisme névro-musculaire et cellulaire peut
seul expliquer le mystère des fonctions, si diverses,
de sécrétion.

Les conditions réflexes des actes sécréteurs
sont si connues, que personne n'ignore que la salive
coule des glandes salivaires sous l'impression
buccale d'un corps sapide. On sait, aussi, que
l'excitation électrique des nerfs sécréteurs active
leurs fonctions. On sait, enfin, que les larmes coulent, par l'irritation de la conjonctive réfléchie aux
glandes lacrymales, de même que par un acte réflexe
de cause morale. Le dynamisme, qui sous forme
verbale, impressionne le centre perceptif acoustique
d'abord, puis les autres centres de perception et la
moëlle et le grand sympathique, enfin, cette force à
forme articulée, conventionnelle a un pouvoir tel,
qu'un mot peut donner la vie ou la mort, donner l'es-
pérance ou porter au désespoir; ces manifestations
du pouvoir dynamique réflexe ont aussi une notoriété
incontestable. Mais quoiqu'on sache aussi univer-
sellement que les sécrétions sont différentes comme

les organes d'où elles proviennent, et quoique. nous
sachions le rôle prédominant du pouvoir réflexe sur
les nerfs sécréteurs et sur les vaso-moteurs des capillaires glandulaires, il ne s'ensuit pas que nous
comprenions les fonctions sécrétoires. En effet, les
produits diffèrent, tandis que les formes histologiques qui les sécrètent se ressemblent. Le mécanisme physiologique est le même pour toutes les
sécrétions ; où est donc la raison de leurs différences ?
Est-elle dans le dynamisme spécial du nerf sécréteur ? Est-elle dans le dynamisme des cellules am-
pullaires des glandes ? Y a-t-il copulation dynamique
névro-cellulaire ? L'indivisibilité des deux éléments
anatomiques nécessaires à l'acte sécrétoire oblige à
les admettre l'un et l'autre. Le dynamisme propre
aux cellules libres de la génération, aux globules du
sang, l'indépendance des cellules osseuses et celle
des épithéliums, prouvent que l'activité et l'originalité
fonctionnelle des cellules glandulaires, que leurs
dynamismes divers, enfin, concourent avec l'innervation à élaborer les produits sécrétés.

Les sécrétions salivaire, gastrique, hépatique et
pancréatique et les principes immédiats qui les caractérisent, tiennent du dynamisme glandulaire leur
pouvoir digestif. Ces liquides coulent sous l'impression réflexe des aliments et leur communiquent, en
les transformant, des propriétés vitales nouvelles.

La pepsine, par exemple, possède réellement une
partie du dynamisme des glandes à pepsine. Les

sécrétions, en général, ont ces caractères communs, avec les sécrétions ovulaires et spermatiques, d'être issues de dynamismes glandulaires spéciaux et, comme les produits de la génération, de transmettre par une variété de copulation dynamique leurs propriétés vitales aux aliments.

Tous les aliments, transformés par la digestion entrent, bientôt après leur absorption, dans le courant circulatoire et revêtent, surtout dans le *plasma* sanguin, un caractère physiologique nouveau. Dans le sérum, où sont en solution, avec les sels du sang, les hydro-carbures et les principes hydro-carbonés, l'albumine et la fibrine vivantes, les hématies révèlent particulièrement, par leur individualité distincte et leur constitution spéciale, le pouvoir organisateur du dynamisme vital.

L'hémoglobine oxydée devient l'agent indirect des oxydations *intra* et *extra* vasculaires et l'aliment principal de la chaleur animale.

L'assimilation des sels et du *plasma* sanguins, par les éléments histologiques fixes, réalise la transformation ultime des substances alimentaires et de leurs forces intrinsèques en tissus divers et en propriétés vitales de tissus. Les fonctions des appareils et organes résultant des groupements complexes des divers éléments anatomiques manifestent, enfin, par leur harmonie, la solidarité des pouvoirs multiples du dynamisme vital.

Tel est le tableau synthétique des forces de

l'organisme. Poursuivons-en l'analyse dans les formes et dans les fonctions variées du tissu cellulaire.

Les entités dynamiques se manifestent autant dans
les actes sécréteurs que dans les fonctions sensitives, motrices et contractiles. Sans méconnaître
l'influence du pouvoir réflexe et des vaso-moteurs
sur les sécrétions, elles diffèrent surtout entre elles
par les propriétés des éléments anatomiques qui en
sont les agents immédiats. Que les produits sécrétés
soient liquides, épithéliaux ou solides, ils témoignent
tous des dynamismes spéciaux et du pouvoir multiplicateur des membranes ou des cellules qui les en-
gendrent.

Nous avons vu que la salive, le suc gastrique, la
bile, le fluide pancréatique tiennent en solution des
principes digestifs divers, sécrétés à la surface des
canalicules glandulaires; nous avons signalé le rôle
du pouvoir réflexe dans le mécanisme des fonctions
sécrétoires, mais on ne peut méconnaître le pouvoir
spécial, sécréteur et dynamique des membranes
épithéliales.

Les humeurs aqueuse et vitrée, le pigment et le
cristallin lui-même, trahissent autant de dynamismes
sécréteurs que ne saurait expliquer l'analyse anatomique des milieux de l'œil.

Il en est de même des sécrétions caractérisées
par des épithéliums ou des cellules libres au sein
d'un liquide. Les épithéliums spermatiques et les cellules butyreuses ne sont elles pas les produits de la

prolifération des parois des glandes séminales et des glandes lactées? La sécrétion des cellules adipeuses ne dénonce-t-elle pas aussi un dynamisme particulier? Toutes ces fonctions, comme toutes les fonctions de nutrition, ne sont que des actes des dynamismes cellulaires qui multiplient les éléments histologiques au fur et à mesure qu'ils sont détruits par le travail désassimilateur.

La sécrétion des solides montre jusqu'à l'évidence, et couche par couche, les générations superposées des cellules pileuses et dentaires. Au lieu de flotter dans des liquides sécrétés, comme les précédentes, ces cellules réalisent, par leur adhérence mutuelle, des constructions qui ne sont qu'ébauchées par les épithéliums et les cellules du derme muqueux et du derme cutané.

A des sécrétions aussi bien caractérisées, correspond nécessairement un pouvoir sécréteur cellulaire spécial. La nutrition des os démontre l'autonomie de ce dynanisme générateur. Le périoste possède, en effet, un pouvoir analogue à celui des alvéoles dentaires et des follicules pileux. Les cellules osseuses sont engendrées par la surface interne du périoste et achèvent leur constitution en sécrétant les sels calcaires qui les caractérisent.

Les propriétés dynamiques et prolifères que nous recherchons dans tous les tissus sont si remarquables dans le système osseux, qu'indépendamment des produits périostiques, le cal est constitué par les cellules osseuses formées au sein du *plasma* exsudé des os fracturés.

Le dynamisme ossificateur, qui compte normalement avec l'influence vaso-motrice, dénonce ainsi son pouvoir autonomique.

La démonstration expérimentale de la régénération des os et des nerfs fait un égal honneur à Flourens et à Vulpian. Que le névrilème sécrète les tubes nerveux, comme le périoste sécrète les cellules osseuses, peu importe l'analogie; la prolifération est un fait constant dans les deux cas. Le rétablissement des fonctions nerveuses est une preuve aussi péremptoire que la coloration des cellules osseuses par la garance.

On a trop séparé les glandes à excrétion des glandes à sécrétion, ces organes diffèrent plus par leurs produits que par le mécanisme de leurs fonctions. Encore faisons-nous de sérieuses réserves sur le premier caractère différentiel.

La constitution anatomique des reins et des glandes sudoripares ne réalise-t-elle pas, comme les glandes salivaires et les glandes gastriques, par exemple, l'innervation vaso-motrice de tubes glandulaires? L'épithelium des *tubuli* néphrétiques n'est-il pas, comme l'épithelium des glandes sécrétoires, l'organe sélecteur du liquide excrété? L'exfoliation épithéliale, dans la néphrite albumineuse, ne prouvet-elle pas que, non-seulement, la circulation capillaire trouve dans l'épithélium une protection contre les exsudations ou les hémorrhagies, mais que ces cel-

lules possèdent un pouvoir sécréteur analogue à celui
des autres glandes? De ce que les sels urinaires sont
des produits de désassimilation, il ne s'ensuit pas qu'ils
soient évacués, comme les fécès du tube digestif,
par un acte de simple exonération. Si les reins ne
font qu'éliminer des produits tout formés dans le
sang, encore faut-il reconnaître un pouvoir sélecteur
à leurs épitheliums, puisqu'il est impossible de prévoir
et de comprendre leurs fonctions par le seul examen
anatomique.

Il en est de même des glandes sudoripares, dont
le mécanisme fonctionnel est mis, par le réseau capillaire qui leur est propre, sous la dépendance des
impressions réflexes physiques ou morales.

Les fonctions urinaires et sudorales, tout en éva-
cuant les issues de la désassimilation, tiennent en
équilibre, par leur solidarité, la tension vasculaire.
Elles concourent, avec l'exhalation cutanée et pulmonaire, avec les lymphatiques et leurs vastes et nombreux *diverticulum* séreux et cellulaires, à préserver
de ruptures ou de congestions les vaisseaux sanguins,
dont la résistance est, sans cesse, éprouvée par
l'exercice, les boissons, les températures extrêmes,
sans parler des nombreuses causes pathologiques.
Parmi les fonctions des membranes séreuses, l'équilibre de pression du liquide encéphalo-rachidien, par
exemple, est nécessairement en rapport avec les activités sudorales et urinaires, solidaires elles-mêmes
du travail circulatoire.

On ne doit pas plus s'étonner du pouvoir sécréteur des épithéliums néphrétiques que du pouvoir sélecteur et absorbant des épithéliums qui revêtent les villosités intestinales. La nature du flux intestinal, qui résulte de l'exfoliation pathologique de ces cellules, a la plus grande ressemblance avec l'exsudation séreuse ou séro-sanguinolente des reins. Ces grandes fonctions d'absorption du chyle et de sécrétion urinaire dépendent donc directement des fonctions épithéliales.

Nous n'insisterons pas sur l'importance du rôle mécanique des épithéliums à cils vibratiles, mais leur originalité témoigne en faveur de l'autonomie et du dynamisme cellulaire.

Les fonctions des follicules muqueux et des follicules sébacés en offrent d'autres exemples non moins saisissants. Elles semblent faire exception aux autres sécrétions, parce que leur produits n'entrent pas dans le tourbillon organique, mais le rôle physiologique du mucus est aussi indispensable à l'accomplissement des fonctions des membranes muqueuses que l'onction sébacée à la conservation des épithéliums cutanés. Ces follicules montrent, mieux encore que les glandes ramifiées, quels sont les éléments sécréteurs et quel est leur mécanisme physiologique : les propriétés spéciales de épithéliums folliculaires muqueux et sébacés impliquent des dynanismes cellulaires aussi distincts que les produits sécrétés. La diversité des sécrétions aux-

quelles concourent des conditions vasculaires analogues démontrent la diversité dynamique et inattendue des éléments épithéliaux et cellulaires. De
même, les propriétés distinctes des organes nerveux
et musculaires trahissent l'originalité des forces
sensitives, motrices et contractiles.

Le pouvoir transformateur des fonctions sécrétoires et assimilatrices a son couronnement dans les
fonctions d'assimilation et de sécrétion purement
dynamiques de l'encéphale.

L'assimilation dynamique est éclairée de la lumière
de la conscience même, dans les fonctions relatives
à l'acquisition de toutes nos connaissances. Les
fonctions sensorielles vont nous offrir un commen-
cement de preuves du conflit des forces extérieures
avec le dynamisme cérébral.

Analysons, à ce point de vue, la physiologie de
l'ouïe. Quand les vibrations aériennes produisent un
son ou un bruit perceptible, elles se communiquent,
par la membrane du tympan qui les recueille, aux
osselets ; par ceux-là aux membranes des fenêtres de
l'oreille moyenne et par celles-là au liquide du lima-
çon où s'étalent les filaments du nerf acoustique. Or,
l'air n'a fait que transmettre, sous forme d'impression, la force vibrante qu'il tient d'un corps mis en
vibration qui lui a communiqué son timbre, et dont la
tonalité et l'intensité émanent également de l'agent
vibrateur. Ces qualités sonores sont des expressions
dynamiques qui, chez le chanteur et l'instrumentiste,

sont les formes expresses de leur dynamisme artistique. Dans la conversation et le discours, les forces
intellectuelles et morales revêtent, simplement, la
forme dynamique verbale.

Tout son suppose une force vibrante ; pourquoi
les sons verbaux ou chantés n'auraient-ils pas une
nature analogue ? Et alors, comment nier le dynamisme des centres nerveux dont ils émanent ? La
puissance sympathique et dynamique d'une idée,
d'une parole ou d'un chant n'a pas besoin d'être démontrée. Elle prouve à la fois le dynamisme des foyers
d'origine et celui des foyers récepteurs.

Les centres perceptifs ont des fonctions conscientes, impliquant l'évidence intellectuelle et morale.
Grâce à la solidarité des perceptions, leur dynamisme offre le caractère de la certitude au premier
chef. Ces divers foyers de forces conscientes sont le
criterium commun de toutes les forces de l'organisme
et du monde extérieur. C'est le moi dynamique. La
conscience d'un acte quelconque, de l'activité générale aussi bien que de la pensée, pose la certitude
perceptive, contrôlée par chacun des centres sensoriels.

Les fonctions visuelles sont encore plus manifes-
tement dynamiques que celles de l'ouïe. En effet, la
lumière n'a pas besoin, comme le son, d'un intermédiaire gazeux ; elle est issue des forces les moins dis-
cutées. Elle seule, de tous les impondérables, tombe
isolément sous le sens, et la vue est celui de tous les

sens qui détermine les images les moins incertaines, comme témoins de la vérité.

Il est vrai, aussi, que les forces physiologiques ou mécaniques sont reconnues, sous leurs formes sonores, par le dynamisme perceptif.

La nature éthérée des agents acoustiques et visuels est donc accusée par notre conscience dynamique.

La transmission des impressions sensorielles aux centres perceptifs est également dynamique. Les éléments rétiniens, par exemple, ne peuvent être impressionnés par l'éther lumineux qu'autant qu'ils sont capables de recueillir et de communiquer leurs ondulations aux tubercules quadrijumeaux ; la sensation lumineuse conduite au pli courbe où commence sa perception aboutit, enfin, au lobule pariétal inférieur gauche, foyer des images, c'est-à-dire des perceptions claires, complètes et durables. Mais ce miroir des objets extérieurs n'est pas seulement précédé d'organes collecteurs et conducteurs des ondes lumineuses, il est, lui-même, un foyer de lumière que mettent en évidence de simples commotions ou compressions oculaires. Les centres nerveux de la vision élaborent leur propre éther lumineux, et ils ne sauraient en emprunter les éléments qu'au réservoir commun des forces organiques, particulièrement, à l'artère sylvienne.

Il ne suffit pas de transformer en éther lumineux les forces mises à nu pendant la nutrition cellulaire ;

l'assimilation doit régénérer aussi, dans leur forme sensorielle primitive, les images perçues, comme sont régénérées les forces névro-musculaires, avec leurs qualités naturelles ou acquises.

Toutes les variétés de mémoires ont pour garant le renouvellement intégral, jusqu'à l'identité des images et de leurs organes cellulaires. Celles-ci échappent à la confusion, au sein de l'éther percepteur, par leur intensité, leur netteté, et, surtout, par la chaîne de leurs rapports multiples.

La régénération dynamique et conservatrice des percepts suppose aussi l'assimilation préalable des idées et des sentiments d'origine extérieure. L'instruction et l'éducation ne sont que des modificateurs dynamiques des centres perceptifs et du grand sympathique. C'est en multipliant les perceptions rationnelles et morales, c'est en les associant habituellement, qu'on enrichit la mémoire et qu'on perfectionne le mécanisme réflexe intellectuel et moral.

Les entités formelles et conventionnelles des images donnent aux conceptions une clarté et une solidarité égale à celle des perceptions sensorielles. Les signes parlés ou écrits rendent, en effet, sensibles aux centres perceptifs les analogies et les différences utiles, liens logiques de succession des images-idées-pensées ; les rapports de causalité sont aussi distingués par le dynamisme percepteur auquel n'échappent pas les rapports les plus généraux et les lois qui en sont la formule.

Mais n'anticipons pas sur l'analyse dynamique des fonctions intellectuelles. L'imagination est une forme plus sensorielle encore que la mémoire du pouvoir percepteur. Elle représente les images avec une intensité plus grande. La tension du dynamisme perceptif dépend, tantôt de sa propre activité, tantôt, et le plus souvent, de l'excitation transmise par l'association sentimentale du grand sympathique. Quand le flux éthéré périphérique l'emporte sur le dynamisme central, les images prennent un relief presque hallucinatoire.

Les émotions éprouvées par l'artiste passent dans ses œuvres et, par leurs interprètes quelquefois indispensables, dans les centres de perception et de sympathie des lecteurs, des auditeurs ou des contemplateurs des chefs-d'œuvres divers de l'esprit humain. Le dynamisme intellectuel et moral fixé par l'écriture, la peinture ou le ciseau, comme il l'est dans le cerveau, est, sous ces formes, dynamiquement transmis et perçu avec ses qualités passionnelles.

La sensibilité intellectuelle et morale met en communication l'individu avec l'espèce directement, malgré l'espace et le temps, en vertu des lois qui associent les dynamismes particuliers au dynamisme spécifique, et l'héritage des vérités humaines est sans cesse accru par l'assimilation perceptive, séculaire ou indéfinie.

La volonté ne se manifeste que par les volitions, et

celles-ci représentent des tensions dynamiques spéciales de la sensibilité perceptive et viscérale. Elles réalisent des variétés d'actes réflexes correspondant aux perceptions, sentiments ou sensations qui les déterminent. Aussi bien, la volonté n'est-elle souvent qu'une forme active de l'imagination.

La liberté n'est, elle-même, que la balance (*libra*) qui s'incline du côté où l'entraînent les perceptions, idées et sentiments, groupés sous les noms de sens commun et de sens moral. La responsabilité qui résulte de la liberté est variable comme les formes dynamiques des centres perceptifs et les associations des viscères innervés par le grand sympathique. Les influences passionnelles et la valeur intellectuelle des percepts, qui dépendent les uns et les autres des modalités héréditaires et acquises, rendent, en somme, les responsabilités aussi différentes que diffèrent les dynamismes intellectuels et moraux.

Le langage exprime les perceptions jusque dans leurs formes les plus délicates ; et les nerfs moteurs, cérébraux et myéliques, grâce à leurs associations sensitives, complètent, par la physionomie et le geste, les expressions verbales.

Les divers centres moteurs sont, anatomiquement, garants de leur mécanisme. La circonvolution de Broca possède une organisation spéciale qui lui permet de coordonner les images des divers centres percepteurs et de leur donner l'expression verbale. La nature sensitivo-motrice de ces actes et l'auto-

4

matisme acquis de la parole réalisent les conditions physiologiques des phénomènes réflexes. Comme l'automatisme de la parole, celui de l'écriture, celui des mouvements artistiques vocaux et instrumentaux, et les actes automatiques qui ont leurs mobiles passionnels dans le grand sympathique, montrent jusqu'à quel point se ressemblent le mécanisme des actes dynamiques, conscients, volontaires et le mécanisme des actes inconscients et involontaires.

Nous sommes, donc, en droit de conclure que la mécanique du pouvoir réflexe est, malgré les variétés de l'élément sensitif, le type fondamental aussi bien des actes de la vie de relation que des actes de la vie organique.

Les phénomènes intellectuels de l'ordre le plus élevé ne sauraient faire exception, car ils ne sont tous que des modalités dynamiques des organes percepteurs. En effet, pendant que le sens commun se borne à sentir les rapports immédiats des images, l'intelligence perçoit des relations plus nombreuses, plus déliées et, grâce aux signes symboliques des images, distingue, sous des formes conventionnelles, les images abstraites ou privées de leur forme sensorielle. Mais elle ne fait que comparer les images verbales et écrites et les associer suivant l'ordre de leurs rapports les plus étroits. Les leviers syllogistiques et inductifs peuvent être perfectionnés par l'exercice, mais ils servent surtout aux démonstrations. Ils ne sont appliqués aux recherches qu'instinctivement par l'activité perceptive. Le contrôle de l'observation et de l'expérience leur est d'ailleurs indispensable.

En somme, le génie imaginatif, tire, des sensations et des sentiments actuels, des motifs qu'il associe aux images acquises et à leurs sympathies, et celles-ci communiquent aux compositions poétiques et artistiques le dynamisme sensitif de leur auteur. Le génie scientifique, au contraire, perçoit, dans la succession des phénomènes, les causes génératrices qui les enchaînent. Il dégage, des rapports de causalité, les lois qui les régissent. Grâce à la nature éthérée des perceptions, l'intelligence peut entrer en relation avec les forces cosmiques. La connaissance des lois de la mécanique céleste, par exemple, implique nécessairement la nature dynamique de l'intelligence. Les limites de ses rapports sont celles de la science.

Nous sommes entourés de forces impénétrables que la dynamique humaine dévoilera par ses propres lumières. Les progrès accomplis par la physiologie et la pathologie des centres nerveux ouvrent la voie au dynamisme vital.

La simple description des fonctions ne suffit plus à la physiologie. Il faut qu'au delà des formes microscopiques, elle trouve la raison des propriétés cellulaires. Elle est en droit de savoir pourquoi et comment les éléments histologiques sont engendrés et se régénèrent, comment s'établit la solidarité de leurs rapports dynamiques, quel est le mécanisme et quelle est la nature des fonctions intellectuelles et morales et quels rapports mécaniques et dynamiques elles soutiennent avec les fonctions de relation et les fonctions organiques et de nutrition, quel est le pouvoir qui relie les systèmes, appareils et organes, quel est son dynamisme et comment il exerce son influence, comment sont assimilées ou transformées les forces physiques et chimiques et celles mêmes qui ont une forme intellectuelle et morale, comment, enfin, le dynamisme perceptif tient, de sa nature et de ses corrélations avec toutes les variétés de forces vitales, le pouvoir de les comprendre et de les modifier directement ou à l'aide des agents dynamiques étrangers à l'organisme.

PHYSIOLOGIE PATHOGÉNIQUE

DES

DYNAMISMES RÉFLEXES ET NUTRITIFS

L'observation et l'expérimentation cliniques sont incontestablement les bases immuables de la médecine. Mais livrée à ces seules ressources, elle est restée stationnaire pendant des siècles. Elle n'a réalisé de progrès sérieux que lorsque l'anatomie et la physiologie lui ont donné, avec la connaissance de l'état normal de l'organisme, le point de départ de la pathologie. Quand l'anatomie pathologique montra les lésions qu'avaient révélées l'auscultation et la percussion, le diagnostic et le pronostic des maladies de poitrine, surtout, acquirent une précision nouvelle. L'intervention plus large des sciences physiques et chimiques a imprimé à la médecine un caractère plus scientifique. Le microscope, le thermomètre, le sphygmographe et les réactifs ont permis de déterminer sur le vivant les altérations des solides et des liquides, les variations les plus légères des températures générales et locales et de montrer aux yeux les courbes oscillatoires du dynanisme cardiaque. Ces derniers moyens d'investigation ouvrent la voie aux recherches dynamiques, en pathologie ; mais le microscope ne peut montrer que les microbes étrangers et les altérations des éléments organiques dont les produits morbides sont analysés par la chimie.

La physiologie pathologique des tissus, appareils et organes s'applique à recueillir et à coordonner les symptômes ; mais elle ne voit en eux que des phénomènes. Or, la dynamique physiologique peut viser leur nature ; le mécanisme réflexe permet de comprendre leurs rapports les plus éloignés et les affections du dynamisme cellulaire expliquent des troubles fonctionnels et des lésions dont la raison échappe aux instruments de recherche les plus parfaits.

Notre dynanisme perceptif est, à la fois, la lumière et le criterium de la science des impondérables. Il distingue seul, pour les images sensorielles, les forces desquelles les corps tiennent leurs formes. La conscience de la contraction musculaire est aussi claire que celle d'une pensée ou d'une volition. Le dynamisme névro-musculaire et le dynamisme intellectuel et moral nous révèlent, d'abord, les forces vivantes, sensibles et pensantes, et conséquemment nous mettent en rapport intellectuel et direct avec les dynanismes de notre espèce. Ceux du monde extérieur nous sont aussi directement accessibles, à cause de la corrélation des forces en général.

A plus forte raison, tous les actes de notre propre organisme peuvent-ils être pénétrés par notre pouvoir percepteur, intellectuel, jusque dans les variétés pathologiques de leurs dynanismes même inconscients. Notre dynamisme intuitif pénètre et éclaire de même les phénomènes physiologiques et pathologi- de nos semblables. La précision des autres sciences résulte des rapports dynamiques des causes de l'ordre physique avec notre dynamisme percepteur.

En somme, la subordination mécanique des fonctions au pouvoir réflexe et sa corrélation immédiate avec les dynanismes autonomiques des cellules, tels sont les principes naturels, réels et actifs qui servent de base, en même temps, à la physiologie et à la pathologie.

Le dynanisme physiologique n'explique pas seulement les symptômes et les lésions, mais il les produit. En effet, de la copulation des agents morbifiques et des forces vitales résultent des troubles fonctionnels et des désordres matériels qui sont des affections du dynamisme vital.

L'étiologie, en général, suppose le conflit de forces extrinsèques avec notre propre dynamisme.

L'exactitude du pronostic dépend de la connaissance intime de ce conflit et de l'expérience de l'observateur.

La thérapeutique cherche, enfin, à rectifier les perturbations locales ou générales du dynamisme vital à l'aide des propriétés dynamiques des médicaments.

Mais n'anticipons pas, et soumettons au contrôle de la pathologie générale notre doctrine du polydynamisme vital, harmoniquement unifiée par la solidarité des mécanismes réflexes et nutritifs. L'esprit médical a instinctivement admis l'existence d'un principe vital et d'un principe intellectuel et moral. Ce dogme traditionnel perdit sa dualité dans l'animisme de Sthal; mais le monodynamisme, aussi bien que le duodynamisme, n'exprimaient que des conceptions abstraites, à cause de l'imperfection de la science des forces.

Il fallait que les lois d'unité éthérée, de corrélation, de transformation et d'équivalence des forces physiques fussent scientifiquement démontrées, avant de chercher à savoir s'il existait des lois analogues dans

le monde biologique. Nous avons pensé dans notre
étude sur les écrits de Van-Helmont, que les progrès
de la physiologie et les tendances scientifiques de
notre temps ne tarderaient pas à aboutir au dynamisme vital.

En effet, l'impuissance du vieux vitalisme dépen-
dait plus de l'insuffisance des preuves démonstratives
que de l'erreur réelle de ses principes. L'organicisme,
qui semblait plus positif, ne fit, en réalité, que constater et coordonner les lésions et les symptômes. La
précision élémentaire des études microscopiques;
l'analyse chimique et les observations thermométri-
ques et sphygmographiques ont traduit des manifestations importantes du dynamisme vital, mais les
constatations les plus délicates et les plus exactes
des phénomènes laissent tout entier le problème de
leurs causes intrinsèques, problème que la science
est actuellement capable de résoudre.

La physiologie et la pathologie mentales ont pris
cette initiative, en montrant que les centres intellectuels reconnaissent les mêmes lois que les centres
myéliques et que la pléiade ganglionaire du système
nerveux viscéral et vasculaire. L'autonomie et la
solidarité anatomique et fonctionnelle de ces centres
d'innervation mécaniquement garanties, ont trouvé
des preuves inespérées dans les centres mêmes de
perception. La pluralité des dynamismes sensoriels,
non-seulement a été démontrée anatomiquement et
pathologiquement, mais les sympathies des images,

perçues dans un même centre spécial, peuvent s'expliquer par la forme multipolaire des cellules et les rapports anatomiques nombreux et directs qui mettent en relation les dynamismes cellulaires. Les liens nerveux qui unissent les éléments percepteurs aux éléments moteurs ou expressifs, donnent, enfin, aux associations perceptives et à leurs expressions, les caractères fondamentaux des sympathies et des actes réflexes.

L'hypnose va éclairer ces principes généraux de physiologie pathologique.

RAPPORTS DE L'HYPNOSE

AVEC

LA PHYSIOLOGIE ET LA PATHOLOGIE MENTALES

Depuis près d'un demi-siècle, l'hypnotisme fait partie du domaine de la science ; mais le champ d'expérience de *Braid* s'est rapidement agrandi sous l'impulsion récente des travaux du professeur *Charcot* et sous l'influence presque simultanée des ouvrages des professeurs *Bernheim,* de Nancy, *Grasset,* de Montpellier, et du Dr *Bottey,* ancien interne de la Salpétrière. L'Institut a été saisi des communications importantes du Dr *Richet ;* les sociétés savantes, en général, ont accueilli avec intérêt les études nouvelles sur l'hypnose ; *Paul Janet* a, enfin, accrédité près des gens du monde des faits désormais scientifiques, qualifiés jadis de merveilleux ou de miraculeux.

L'hypnose s'impose aujourd'hui aux méditations du philosophe et du moraliste, du médecin et du juge. Cet état nerveux, déterminé chez des personnes en bonne santé, mais d'une impressionnabilité naturelle ou acquise, trouve, dans le polydynamisme réflexe, l'explication de sa nature et du mécanisme des phénomènes qui en dépendent. En effet, que l'hypnose ait une origine réflexe, centrale ou périphérique, elle met en jeu les *forces vivantes* représentées par la sensibilité, la motricité, la myotilité qui sont solidaires des dynamismes nutritifs. D'autre part, les impressions de la vue, de l'ouïe, du toucher, du goût, de l'odorat sont produites par des agents dynamiques, ou purs comme la lumière, ou incorporés aux gaz comme le verbe, ou présentés sous les formes solides, liquides, vaporeuses que revêtent les forces tactiles, sapides et odorantes.

L'hypnotisme ne peut s'obtenir que par un mécanisme dynamique réflexe. En effet, la fixité du regard avec ou sans convergence, les passes, les souffles, les frictions et les pressions oculaires déterminent également le sommeil artificiel ; pendant que les images internes et externes sont exclues par une sensation prédominante et absorbante, les muscles élévateurs des paupières se fatiguent, les yeux se ferment et le sommeil commence. La sensibilité générale est hyperesthésiée par l'excitation visuelle, et l'hypnotisé, fasciné par une perception unique, n'est plus qu'un être réflexe, absolument passif. C'est ainsi que les frictions pratiquées sur le front et les pariétaux réveillent l'activité palpébrale, mettent l'hypnotisé en rapport avec les objets extérieurs, et permettent de le faire passer à l'état somnambulique.

Les yeux fixés sur l'expérimentateur, le somnambule n'est qu'un foyer passif d'actes réflexes innombrables. Le clavier de sa sensibilité physique, intellectuelle, morale et instinctive est à la merci de l'opérateur. La conscience, la raison, la volonté, la liberté sont exaltées ou supprimées comme les sensations, les idées, les sentiments, les actes et les mouvements. La sensibilité et l'activité, sous toutes leurs formes, sont perverties, hallucinées ou annulées, par simple affirmation. La substitution de la volonté de l'expérimentateur à celle de l'hypnotisé est complète. Les réflexes du premier deviennent les réflexes du second.

Bien plus, les attitudes symboliques réagissent sur les idées et les sentiments corrélatifs. C'est ainsi que le moi peut-être remplacé par celui d'une personne ou d'un animal imaginaires.

L'illusion sensorielle est telle qu'on fait manger par l'hypnotisé, qui s'en délecte, une pomme de terre crue, par exemple, que l'hypnotiseur lui dit être une orange. L'eau claire donnée pour du vin de

champagne est goûtée avec délices et suivie d'é-
briété, si l'idée de cet état est suggérée. La pituitaire
reste insensible à de fortes prises de tabac présenté
comme une poudre inerte quelconque, et elle réagit
par de fréquents éternûments dès que cesse l'hypnose. Les images sensorielles sont perçues ou non,
suivant qu'elles sont affirmées ou niées.

Dans cet état d'hyperesthésie perceptive, où la
crédulité résulte de la prédominance des images
suggérées, les perceptions objectives sont d'une délicatesse extrême, le somnambule distinguera, par
exemple, entre plusieurs feuilles de papier blanc,
celle où on lui aura dessiné verbalement le portrait
d'une personne connue. L'image hallucinatoire s'associe aux plus légères particularités de la feuille où
elle s'est projetée, et ces particularités, qui ne sont
pas saisissables dans l'état normal, frappent la perceptivité visuelle hyperesthésiée.

Les sensations viscérales, les instincts, les sentiments sont anéantis, exaltés ou pervertis par suggestion. Les passions les plus opposées sont allumées
et portées aux dénouements les plus touchants et les
plus tragiques. Le somnambule, en un mot, perçoit
physiquement, moralement et intellectuellement,
toutes les modifications que la sensibilité reçoit des
idées suggérées.

Il réagit à l'idée de la faim, de la soif, du chaud,
du froid, comme à celle de l'amour et de la haine.
Les impulsions réflexes sont provoquées, sans ex-

ception. L'automatisme hypnotique démontre, expé-
rimentalement, le mécanisme réflexe des mobiles et
des actes dans l'état de veille.

Les dynamismes réflexes sont exaltés par l'hypnotisme, au point de réaliser, non-seulement, les formes extatiques, mais la catalepsie. Ces hypnoses
statiques produites, les premières par des hallucinations contemplatives, les secondes par des commotions, n'expriment les unes et les autres, que des
réactions réflexes de l'hypércsthésie intellectuelle et
morale ou de l'hypéresthésie physique.

Les stigmates divers déterminés chez les hypnotisés prouvent la solidarité des dynamismes perceptifs et vaso-moteurs. Ils complètent la démonstration
de l'unité harmonique du polydynamisme vital.

La physiologie mentale et la physiologie physique
trouvent la conciliation de leur dualité, prétendue
irréductible, dans l'harmonie des dynamismes réflexes
et nutritifs.

L'aliénation mentale sert de contrôle à ces principes de dynamique vitale. Il n'est pas, en effet, un
symptôme ou une forme de folie essentielle qui ne
puisse être reproduit dans l'état hypnotique. Les
illusions et les hallucinations sensorielles ou viscérales, physiques, instinctives ou morales, les espèces
maniaques ou monomaniaques, les folies criminelles
ou suicides, les formes choréiqucs, hystériques,
extatiques, cataleptiques ou stupides sont déterminées par suggestion dans l'hypnose.

L'impressionnabilité qui prédispose à la folie est réalisée par l'hypéresthésie hypnotique et les causes impressionnantes trouvent, ici et là, dans la sensibilité exceptionnelle, la raison des troubles de l'harmonie du polydynamisme vital.

Les suggestions hypnotiques qui ne se réfléchissent en actes qu'à longue échéance et qui restent à l'état latent dans la mémoire ne font pas exception aux lois de la dynamique réflexe. En effet, si elles sont momentanément voilées au réveil, par les perceptions objectives, elles recouvrent leur activité prédominante par les sentiments qui s'y associent, et par l'association des idées de temps, de lieux, de personnes et des circonstances concomitantes qui concourent à leur exécution. Ce travail latent d'association dynamique acquiert, progressivement, une intensité impulsive irrésistible et réflexe, offrant la plus grande analogie mécanique avec l'irrésistibilité des idées fixes des monomaniaques; et elles impliquent une égale irresponsabilité.

Les suggestions hypnotiques dont le réveil a été imposé à date fixe, ne sont pas aussi sans analogie avec telles images du rêve, qui persistent au réveil et déterminent, parfois, un véritable délire d'origine hypnotique.

L'assimilation qui restaure, sans cesse, les dynamismes perceptifs conservateurs des idées, est secondée par leurs associations et leur rappel fréquent qui les revivifie. Les idés *vivantes*, sans cesse

menacées d'évanouissement désassimilateur, doivent
leur longévité à la double garantie de leur activité
et de leur régénération constante.

L'identité intellectuelle et morale et l'identité physique ont également pour gages l'activité fonctionnelle et l'assimilation régénératrice intégrale des
organes et de leurs dynamismes.

L'hypnose obéit donc aux lois solidaires du polydy-
nanisme réflexe et assimilateur. Cette névrose arti-
ficielle projette, à la fois, une vive lumière sur la
physiologie et sur la pathologie mentale. Nous allons
en offrir des preuves directes.

DEUXIÈME PARTIE

PATHOLOGIE GÉNÉRALE

DES FORCES RÉFLEXES ET NUTRITIVES

> La médecine mentale éclaire
> les lois de la dynamique médicale.

L'étiologie passionnelle des maladies mentales met en évidence leur mécanisme réflexe et leur nature dynamique. C'est pourquoi nous commencerons par les délires essentiels. Sous le nom de *folies viscérales*, nous étudierons, ensuite, les dégénérescences organiques résultant des *délires nutritifs* du grand sympathique. Les délires symptomatiques serviront de transition des maladies mentales proprement dites aux affections nerveuses non délirantes. Celles-ci nous conduiront à la pathologie générale des maladies sans délire. Nous demanderons, enfin, à ces divers groupes, la raison dynamique et réflexe de leurs symptômes et de leurs lésions.

L'étude des rapports des forces médicinales avec les dynamismes organiques sera l'objet de la troisième partie de cet essai.

5

Du délire passionnel à la folie, la transition est facile ; c'est une question d'intensité et de durée.

Il est indispensable pour comprendre les vésanies de connaître la nature et le mécanisme des passions. Le tableau réflexe que nous en avons présenté doit être plus précis, afin de montrer dans le dynamisme des passions physiques, morales et intellectuelles, leurs tendances à la folie.

D'une manière générale, les passions sont des impulsions immodérées de la sensibilité qui se traduisent en actes se rapprochant de la nécessité réflexe. Quoique conscientes et volontaires, les passions empruntent à l'impressionnabilité native et à l'habitude secondée des conditions qui la favorisent, une impulsion, en partie instinctive, en partie retrempée par la mémoire organique. Les sensations, les sentiments et les images qui sont les mobiles des passions leur communiquent l'élément le plus important et le moins coercible de leur trilogie à forme réflexe. C'est à l'association de ces trois modes de la sensibilité et à leur influence sur les idées, dont elles troublent les rapports rationnels et moraux, qu'est dû leur empire sur le sens commun et le sens moral. Nous allons bientôt comprendre, par leur mécanisme dynamique, comment elles localisent ou généralisent leur influence.

Il faut d'abord distinguer sous le nom de passions physiques, les impulsions viscérales qui ne tendent qu'à un abus fonctionnel. Les excès de table et les excès vénériens, par exemple, bien qu'ils entraînent la complicité des centres perceptifs, sont surtout caractérisés par la satisfaction immodérée de besoins physiologiques. Que l'habitude de les satisfaire déprave la sensibilité organique et que la répétition des sensations passionnelles remplace leur périodicité naturelle et leur réveil légitime ; que des appétits impérieux soient déterminés et entretenus par des excitations hyperesthésiques, tous ces phénomènes localisés ne constituent que des passions physiques.

Par contre, les sentiments passionnels n'excitent pas des actes réflexes restreints ; ils généralisent leurs effets, souvent dans tout l'organisme. Ils ont pour foyer primitif l'imagination qui associe, d'abord, les images des divers centres percepteurs ; ces dynamismes sensitifs sont, ensuite, transmis par la moëlle au grand sympathique, qui les verse dans ses ganglions et surtout dans ses réseaux organiques et vaso-moteurs.

Ces sensations périphériques qualifiées de sentiments diffèrent, en effet, des sensations physiques, en ce que les dernières se réfléchissent simplement dans des fonctions organiques, tandis que les premières, au contraire, troublent la tonalité dynamique des organes. Les émotions, en général, se traduisent par l'altération du rhythme respiratoire et cardiaque ; de même le dynamisme gastro-intestinal dénonce les perturbations passionnelles par l'inappétence, l'indigestion, la lientérie et des spasmes de même origine.

Si les passions sont excitantes, le cœur bondit et, par lui, l'excitation des centres perceptifs détermine un orage névro-musculaire. Les passions sont-elles dépressives ? La prostration devient générale, dans la forme aiguë. Les passions de moindre intensité localisent leurs irradiations sympathiques.

Voici comment nous concevons le mécanisme de ces divers phénomènes. Les excitations perceptives que cause la vue d'un objet désiré se traduisent par une physionomie, des gestes et des mouvements, qu'expliquent les réactions toniques des centres cérébraux, myéliques et ganglionaires. Mais les perceptions dépressives ne sont pas moins faciles à comprendre. Elles trouvent, les unes et les autres, leur explication complète dans la réflexion des dynamismes perceptifs sur les vaso-moteurs cérébraux, et dans la transmission de cet état par tels ou tels conducteurs nerveux à des organes ou appareils correspondants.

En effet, la perception auditive ou visuelle de paroles ou d'objets capables d'affecter vivement la sensibilité des centres perceptifs est immédiatement transmise aux vaso-moteurs qui alimentent les cellules perceptives ; leur forme multipolaire les relie entre elles et les rattache aux ganglions vasculaires. La constriction vaso-motrice réfléchie de la sensibilité perceptive entraîne l'arrêt plus ou moins complet de la circulation capillaire indispensable à la nutrition dynamique des organes percepteurs. De là des dispositions syncopales, auditives, visuelles, généralisées aux autres centres perceptifs, et transmises par la moëlle et le système sympathique aux organes de mouvements volontaires, et simultanément au reste de l'organisme par l'intermédiaire des viscères pulmonaires et circulatoires.

Le spasme vaso-moteur se généralise par réflexion dynamique et détermine les tremblements musculaires, la pâleur, le refroidissement général et les sueurs froides qui caractérisent les impressions morales vives et dépressives.

L'*aura* moral a débuté dans les foyers des images sensorielles ; l'intensité et la nouveauté terrifiante des dernières perceptions les a rendues prédominantes, exclusives de tout rapport rationnel, et elles ont réfléchie leur trouble sensitif sur les vaso-moteurs de leurs capillaires, d'abord, et ensuite sur le dynamisme cérébro-spinal et sympathique.

Tel est, à divers degrés, le mécanisme dynamique et réflexe par lequel est généralisé le dynamisme des idées-images, qui déterminent des troubles fonctionnels généraux conscients et dont les sentiments de peur, de frayeur, de terreur, d'épouvante, etc., sont les expressions variées.

Quoique moins saisissant, le mécanisme des passions ou sentiments qui n'excitent pas d'aussi intenses réactions reste le même : l'influence lente de la haine, de l'envie, de la jalousie, de la crainte et des nombreuses anxiétés morales est capable de déterminer des troubles physiologiques et des lésions organiques, que nous qualifions de délires ou *folies viscérales,* en raison de leur origine morale.

Ces affections s'observent chez les personnes dont le pouvoir percepteur est moins impressionnable ou plus habitué au choc des vives impressions morales. Au lieu de réagir, comme nous l'avons décrit, ces caractères froids n'ont pas de prédisposition aux troubles passionnels, ébauches des délires vésaniques ; mais, si les sympathies réflexes cérébrales sont dominées, les images perceptives n'en éveillent pas moins des associations viscérales où sont réfléchies les perturbations des dynamismes percepteurs.

Les constrictions vasculaires et viscérales habituelles déterminent d'abord des troubles nutritifs, mais l'influence passionnelle et dynamique s'étend des vaso-moteurs au sang et aux dynamismes des cellules fixes. Leur nutrition est troublée, et au lieu de se régénérer selon leur type, leurs forces intrinsèques ne sont plus capables que d'ébaucher les formes histologiques ; elles s'arrêtent aux formes initiales des tissus, qu'elles multiplient sans réserve, ayant perdu le type primitif et harmonique de leur propre dynamisme.

Telle est l'origine et la nature des dégénérescences régressives, en général. Leur cause morale les rapproche de la folie ; elles dérivent, en effet, des centres perceptifs qui ont réfléchi, sur les organes

les plus sympathiquement associés aux causes morales, les troubles dynamiques auxquels ont résisté
les fonctions cérébrales. Les dispositions héréditaires
à la folie ou aux dégénérescences organiques démontre l'analogie de nature des différentes aberrations du dynamisme vital.

Par contre, les affections rachitiques, lymphatiques, scrofuleuses, quels que soient leurs sièges et
leurs formes, sont des délires du dynamisme cellulaire nutritif. Qu'elles soient héréditaires on acquises,
elles n'éveillent que lentement des symptômes réflexes d'intensité proportionnelle à leur évolution, et
quoiqu'elles soient en rapport étroit avec les fonctions de conservation, en général, elles sont essen-
tiellement dynamiques, et ne peuvent être utilement
modifiées que par les agents qui rendent au dynamisme nutritif des éléments capables de favoriser
la reconstitution de ce pouvoir. Les cachexies, en
général, résultent au fond, de l'impuissance régénératrice du dynamisme assimilateur. La stérilisation
lente du pouvoir multiplicateur des cellules est analogue à la stérilité procréatrice, lorsqu'elle dépend
de l'impuissance assimilatrice des dynamismes copulateurs : la fin de l'individu et celle de l'espèce résultent l'une et l'autre de l'impuissance assimilatrice des
dynamismes cellulaires.

Ces affections intrinsèques de la vie cellulaire ont
leur contre-partie dans l'excitation prolifère des
cellules épidermiques, épithéliales, adipeuses, fibreu-

ses, musculaires et osseuses. Les hypertrophies élémentaires ou mixtes sont, en effet, des observations du dynamisme multiplicateur ou régénérateur des cellules. Le pouvoir réflexe en est le collaborateur indirect, parce que les vaso-moteurs réagissent ordinairement, par dilatation, sous l'influence des excitations habituelles des organes de nutrition; mais ler hypertrophies déterminées par une activité fonctionnelle anormale, qu'elle qu'en soit la cause, résultent en réalité du délire des dynamismes nutritifs.

Telles sont les frontières pathologiques du pouvoir réflexe, auquel supplée le dynamisme de nutrition.

L'étiologie des affections organiques régressives déterminées par des causes morales, par voie de réflexion vaso-motrice, est donc distincte des régressions rachitiques, lymphatiques et scrofuleuses qui sont des aberrations primitives du dynamisme nutritif; tandis que les hypertrophies sont des délires prolifères favorisés par le concours des actes réflexes de nutrition.

Passons des délires dynamiques inconscients, aux passions de l'intelligence. Elles sont loin d'exciter des sympathies réflexes aussi nombreuses et aussi aiguës que les passions sentimentales; au lieu de troubler brusquement ou lentement les fonctions viscérales et nutritives, elles circonscrivent, presque exclusivement leur influence aux organes mêmes. Elles sont la forme idéale des passions. Elles sont le type opposé aux passions physiques; elles éveil-

lent, dans les viscères, des sympathies moins vives
que les sentiments proprement dits. Les actes réflexes qui correspondent aux passions intellectuelles
ne sont que de pâles reflets dynamiques des centres
perceptifs. L'ordre, l'harmonie et la suite des images
intellectuelles les distinguent, enfin, des images sentimentales.

C'est aux centres moteurs ou expressifs du dynamisme percepteur que sont réfléchies les images
d'origine sensorielle, mais après avoir éprouvé les
transformations dynamiques assimilatrices du pouvoir cellulaire perceptif.

Quoique ce mécanisme implique la trilogie : sensibilité, motricité, myotilité, caractéristique des actes
réflexes et que l'activité des fonctions intellectuelles
les rapproche souvent de la rapide exécution des
actes involontaires ; malgré, enfin, l'analogie dynamique assimilatrice et mécanique des perceptions, des
sentiments et des sensations, il faut reconnaître que
les images imposent moins de nécessité à l'action,
dans l'état physiologique, que les deux autres formes
de la sensibilité.

Mais les idées l'emportent par l'énergie de leur
persistance sur les impulsions sentimentales et sensitives ou physiques.

Aux passions intellectuelles, sentimentales et
physiques correspondent des délires spéciaux dont
nous allons analyser les caractères. Nous ajouterons
à la démonstration de notre thèse physiologique des

preuves empruntées à la médecine mentale, dont le
vaste domaine n'embrasse que des affections du pouvoir réflexe ou de l'un de ses éléments.

Que la folie soit sympathique de névroses géni-
tales, gastriques, gastro-intestinales, hépatiques, cardiaques ou viscérales quelconques ; que le délire
réfléchisse, au lieu de symptômes physiques, des
symptômes de la sensibilité morale, c'est-à-dire des
sentiments pervertis et troublant l'affectivité normale
et sympathique des viscères ; que la perceptivité soit
primitivement ou secondairement aliénée ; que les
symptômes du délire aient la forme incohérente ou
raisonnante ; qu'ils soient essentiels ou purement
dynamiques ; qu'ils aient déterminé des lésions céré-
bro-méningées ou qu'ils soient consécutifs aux lésions
préexistantes du cerveau ; dans tous les cas, quelle
que soit la forme et l'origine de l'affection mentale
et quelle que soit la phase où on l'observe, elle se
manifeste par des troubles du dynamisme et du mécanisme réflexe.

Telle est, incontestablement, l'étiologie, entre autres, de la folie hystérique, de la folie onanique et
des délires alcooliques.

Au lieu d'émaner directement de sensations physiques, périphériques, réfléchies par la moëlle sur les
centres de perception, les passions sentimentales ont
leur origine dans les foyers perceptifs, d'où elles sont
transmises aux viscères dont la sensibilité morale est
troublée par les oscillations réflexes du dynamisme
organique.

Les types les plus opposés de la folie ne font pas exception.

Dans la forme instinctive qui éclate, quelquefois, dans un état lucide et calme, l'*aura* d'une idée ou d'un sentiment contraire aux impulsions instinctives et intellectuelles normales détermine subitement des actes terribles, n'ayant ni la préméditation ni la satisfaction des mobiles intéressés du vice ou du crime ; l'impulsion ne laisse pas même, en général, le souvenir des attentats *inconscients* dont sont souvent victimes les personnes les plus chères aux aliénés. La fulguration impulsive s'exerce aussi bien contre le malade que contre les êtres qui l'entourent. C'est un délire épileptiforme fréquent d'ailleurs chez les épileptiques.

Or, s'il est une affection qui réalise éminemment le type réflexe et dynamique, c'est bien l'épilepsie.

La folie stupide, quoique en apparence tout-à-fait opposée, reconnaît le même mécanisme. Seulement, le monomaniaque est absorbé par l'obsession d'une idée ou d'un sentiment prédominant. L'activité pathologique réflexe n'est pas moins grande, malgré l'immobilité et l'impassibilité apparente du malade. Au lieu de se traduire par des mouvements, elle se produit dans des actes perceptifs et s'épuise dans l'imagination. Or, nous avons établi que l'activité des fonctions intellectuelles réalise ou ébauche le type réflexe, lors même qu'elle ne se manifeste pas par l'expression verbale ; parce qu'il ne peut y avoir de pensée perçue sans ébauche hallucinatoire des sens et sans ébauche de mouvements expressifs.

Les formes ordinaires mono ou polymaniaques trahissent, bien plus clairement encore, le mécanisme réflexe et dynamique masqué chez les fous instinctifs et stupides. En effet, l'obsession du monomaniaque ordinaire, par une idée ou un sentiment, n'aboutit pas à des actes aussi imprévus; mais la fixité du mobile, la ténacité exclusive des images de persécution ou des sentiments de jalousie, de vengeance et de tous autres délires de la sensibilité morale, et la nécessité pathologique de répondre par des actes délirants à ces excitations délirantes, cet enchaînement fatal réalise toutes les conditions des actes réflexes.

Leur dynamisme n'est pas seulement démontré par l'absence de lésion, pendant de longues années de maladie, mais l'activité physique ou intellectuelle de certains monomaniaques est sans parallèle avec les activités physiologiques correspondantes. La perversion de l'assimilation dynamique est accompagnée d'une réparation proportionnelle à la dépense excessive des forces, jusqu'à ce que les congestions dynamiques déterminent des lésions qui hâtent le dénouement fatal. Ces réactions congestives d'origine réflexe impriment leur caractère originel aux méningites et aux encéphalites, ainsi qu'aux ramollissements de la substance cérébrale; la dissociation des cellules nerveuses résulte, en effet, aussi bien que les exudations plastiques et inflammatoires, des excitations vaso-motrices émanant des centres perceptifs et de leurs associations avec le grand sympathique viscéral et vasculaire.

Les maniaques offrent, malgré l'incohérence des symptômes, le même mécanisme. Les manifestations extérieures démontrent par l'excès même de l'agitation, l'hypéresthésie extrême de la sensibilité centrale perceptive et ganglionnaire. Les hallucinations et les perversions sensitives, nombreuses et aiguës, surexcitent le pouvoir névro-musculaire, troublent le mécanisme réflexe cérébral, myélique, ganglionnaire, et pervertissent les fonctions nutritives après avoir perverti toutes les autres fonctions.

Mais le dynamisme réflexe, quoique pathologiquement et complètement affecté, soutient, jusqu'au dernier moment, le système troublé des forces vitales.

Les maladies mentales et morales qui résultent de développements imparfaits des centres nerveux ou d'idioties dynamiques, c'est-à-dire d'imperfections natives de la sensibilité physique ou morale, sans conformation vicieuse, ces dégradations du type normal traduisent, sous des formes qui leur sont propres, des affections du pouvoir réflexe.

L'affection des parents irrite, d'ordinaire, au lieu d'adoucir les blessures morales des personnes trop impressionnables. L'aberration mentale passagère déterminée par les passions vives se dénonce, en outre, par la légère importance des mobiles. Quand les actes réflexes qui résultent de ces états sont aussitôt regrettés qu'accomplis, c'est encore une preuve que la raison n'a pas prêté son consentement aux sentiments passionnels arrivés à ce degré d'acuité.

A plus forte raison, un mot, un geste de la part d'une personne antipathique suffisent-ils pour exciter les plus vives répliques. De même, quand la contagion passionnelle se communique aux foules, elle porte à l'héroïsme, à la panique et aux crimes les plus odieux. Le mécanisme dynamique des passions publiques est aussi bien à la merci du sentiment prédominant, que celui des passions privées.

Les duels représentent en miniature les guerres étrangères et civiles. Les mains sont armées par les passions qu'on excite, et, tant quelles sont prédominantes, elles conservent leur caractère réflexe. Les passions chroniques ont le même mécanisme que les passions aiguës; elles ne sont pas moins irrésistibles, parce qu'elles se sont aggravées, avec le temps, en s'associant des idées et des sentiments nouveaux. — La morale de l'histoire varie selon les temps, les peuples, les succès et les revers, et la justice s'incline quand la réparation par les armes a été loyale. — L'équité humaine réprouve les crimes prémédités, mais elle ne peut méconnaître la fatalité mécanique des passions lorsqu'elles sont le seul mobile des actes même criminels.

L'impressionnabilité morbide de certains imbéciles qui se vengent, souvent, par le feu ou par d'autres actes en apparence criminels, soulève une grave question de responsabilité, qui peut être médicalement déterminée. D'impérieuses impulsions de vengeance, par exemple, ne trouvent pas dans les centres perceptifs des imbéciles des idées capables de les équilibrer. L'irrésistibilité passionnelle, native, de ces infirmes de naissance, n'a pas en général son correctif dans l'éducation. Leur irrésistibilité s'exalte, au contraire, par le froissement des rapports sociaux ; le dynamisme viscéral réflexe devient de plus en plus prédominant et livre l'imbécile à la merci des impressions qui l'affectent. Quoique spontanés et conscients, ses actes criminels sont sans proportion avec leurs mobiles. Les qualités et la solidarité physiologiques du *sens* moral et du *sens* commun sont perverties ; le dynamisme réflexe est vicié dans les importantes fonctions d'où dépend la responsabilité. Confondus, à tort, avec les fous ou les criminels, les imbéciles dangereux ont droit à des asiles mixtes correspondant à leur état mental.

Les criminels possèdent, au contraire, une insensibilité morale partielle ou complète, spéciale et acquise ou héréditaire. Ils n'ont pas l'imperfection cérébrale des imbéciles, mais l'imperfection de la sensibilité organique sympathiquement associée aux idées. Les sensations viscérales leur tiennent lieu de sentiments ; leurs idées sont complices de leurs sensations, et leurs actes réfléchissent cette dégradation intellectuelle et morale. Ces monstruosités ont des degrés divers, mais le penchant à satisfaire, par des

moyens criminels, les appétits physiques, est chez les
pervers un état voisin de la perversion instinctive des
aliénés. Quand les criminels accomplissent avec
plaisir leurs attentats, qu'ils s'enivrent à la vue du
sang ou des flammes, leur sensibilité est bien
près d'être aliénée. Ce sont les monstruosités les
plus terribles et les moins intéressantes du dynamisme moral. La société a le droit de s'en préserver,
dans l'impuissance où elle est de les prévenir.
Quoique nous reconnaissions la fatalité du mécanisme qui les pousse au crime, quoique la responsabilité des pervers instinctifs criminels soit
légère, nous pensons qu'indépendamment des garanties qu'on doit prendre contre eux, il faut viser, en
outre, l'influence exercée par leur châtiment, sur les
criminels libres éminemment accessibles à la contagion de l'exemple.

Autant les passionnels accidentellement criminels
nous désarment, autant les criminels imbéciles nous
intéressent, autant les vrais criminels nous rendent
rigoureux, malgré leur prédisposition instinctive, parce
qu'ils s'abandonnent à la satisfaction de leurs passions physiques en pleine connaissance de la perversité
de leurs actes. Ils savent qu'ils sont criminels et en
font profession contre l'ordre social qu'ils abhorrent.

Avant de demander à la pathologie générale des
preuves plus nombreuses et plus décisives encore
que les précédentes, à l'appui du polydynamisme
réflexe, nous pensons avoir justifié nos principes de

physiologie par l'examen du mécanisme des maladies morales. La folie rend plus évidente la sensibilité perceptive, en hallucinant les idées par l'hypéresthésie essentielle ou symptomatique des centres de perception. La consience des impressions sensorielles actuelles et les images des objets antérieurement perçus, les idées générales mêmes sont troublées par la confusion qui résulte de la prédominance des perceptions et des sensations hallucinatoires.

L'association physiologique des centres de perceptions sensorielles du toucher, du goùt, de l'odorat, aussi bien que de la vue et de l'ouïe, que des centres expressifs de la parole, de la physionomie et des mouvements volontaires et instinctifs, aussi bien que des ganglions et des viscères organes des sympathies morales, le système nerveux tout entier. Enfin, depuis ses fonctions intellectuelles et morales jusqu'à ses fonctions organiques et nutritives, rendent l'économie solidaire des troubles intellectuels ou centrifuges et, réciproquement, par mécanisme réflexe ascendant ou centripète, les sensations et les sentiments transmettent aux centres dynamiques de perception leur propre dynamisme et constituent l'harmonie des idées, des sentiments et des sensations, groupés par la fréquence, l'intensité, l'attraction ou la répugnance, c'est-à-dire par la prédominance de leurs rapports sympathiquement ou antipathiquement établis.

Ces lois d'associations des formes diverses de la

6

sensibilité sont le premier terme et le plus important
des actes conscients ou inconscients, volontaires ou
involontaires, libres ou irresponsables.

Nous avons vu, enfin, combien les dispositions
héréditaires, l'éducation, l'habitude, les professions
et les influences hygiéniques diverses rendaient difficile à établir et à conserver les associations intellectuelles, morales et physiques catégorisées sous le
nom de sens commun et de sens moral, formule des
intuitions immédiates et des impulsions instinctives
ou acquises.

Le mécanisme réflexe est très apparent dans l'élément sensitif de la folie, mais la conception spirituelle
des facultés a mis la médecine mentale presque en
dehors des lois physiologiques et pathologiques.
D'autre part, le pouvoir réflexe a été limité aux actes
inconscients ou involontaires et de courte durée ;
tandis que sa définition doit impliquer la notion de
sa nature et l'enchaînement mécanique nécessaire
des phénomènes sensitifs, moteurs et contractiles.
Le caractère tiré de la courte durée des actes
réflexes est sans valeur ; les exceptions en physiologie et en pathologie sont nombreuses.

L'essence des actes réflexes, est donc, dans l'association indispensable des éléments de la trilogie :
sensibilité, motricité, contractilité. Or, les fonctions
cérébrales répondent à ces conditions. Les idées-
images et les idées abstraites ou symboliques, aussi
bien que les sentiments, sont indivisibles des organes ;

les variétés de sensibilité sont des formes du dynamisme vital, comme la motricité et la myotilité. Les lois de régénération et de multiplication par assimilation intégrale et dynamique ne font exception pour aucune des propriétés des tissus et aucune des fonctions de l'organisme.

L'automatisme des fous met en relief la nature et la solidarité réflexe de leurs actes dits psychiques. La fixité des délires, par la fascination d'une conception quelconque, exprime aussi bien le mécanisme pathologique réflexe que les formes incohérentes. Le calme ou l'agitation ne changent pas plus le mécanisme des actes que la lenteur ou la rapidité de la parole ou d'une exécution musicale. Les fulgurations instinctives à fond épileptique, quoique absolument opposées, en apparence, aux états extatiques ou stupides, ne sont que des aspects différents du pouvoir dynamique réflexe. De même, les lésions hypertrophiques, atrophiques ou régressives résultant d'aberrations des dynamismes nutritifs, réfléchissent les unes l'activité anormale du pouvoir régénérateur des cellules adipeuses, osseuses, épithéliales ou fibreuses, véritable délire avec excitation des forces assimilatrices, tantôt héréditairement transmis, tantôt déterminé par des causes internes ou locales. Au lieu d'une irritation dynamique prolifère, l'inertie paralytique des fonctions, la compression, ou des embarras mécaniques de nutrition produisent des atrophies proportionnées à leurs causes. Ces lésions atrophiques ou hypertrophiques dépendent directement ou indirectement de perturbations des fonctions nutritives.

Quoique soumises aux influences héréditaires et locales, les formes régressives des éléments tuberculeux, squirrheux et encéphaloïdes peuvent être produites par des troubles du pouvoir nutritif émanant des fonctions intellectuelles et morales. L'influence sympathique des sentiments sur la circulation des viscères, non-seulement provoque des spasmes, des hypersécrétions ou des arrêts des fonctions glandulaires, mais des perversions du dynamisme nutritif, des *folies organiques,* particulières aux personnes impressionnables et dont les fonctions intellectuelles et morales ont résisté aux épreuves de la vie.

Les lésions organiques d'origine mentale ont un mécanisme réflexe centrifuge, tandis que chez les hypocondriaques, il est centripète. Dans le premier cas, l'équilibre perceptif résiste, et le dynamisme du grand sympathique délire; dans le deuxième cas, au contraire, une affection viscérale légère suffit pour faire délirer le cerveau.

Les rapports réflexes des dynamismes nutritifs et organiques, intellectuels et moraux nous ont expliqué les atrophies congénitales des centres nerveux des imbéciles, les dépravations du vice, la perversité et la perversion de la sensibilité morale des criminels et des fous.

Nous avons vu, enfin, comment les idées, les sentiments et les instincts sont associés et transformés, par quel mécanisme les foules mêmes sont solidaires d'un cri, d'un mot, d'une pensée, d'un acte, et pourquoi les progrès particuliers, aussi bien que les décadences publiques, dépendent de l'éducation polydynamique réflexe.

Des affections mentales aux névroses non délirantes, mais qui prédisposent à la folie, la transition est naturelle. Visant toujours le mécanisme réflexe, sous ses formes essentielles ou symptomatiques, nous allons poursuivre notre analyse pathologique par l'examen des névroses convulsives toniques, cloniques et rhythmiques. Nous passerons, ensuite, des névralgies aux fièvres intermittentes; de celles-là aux fièvres inflammatoires simples et aux fièvres infectieuses; des maladies internes et externes, aiguës et chroniques, aux intoxications et, enfin, aux affections générales héréditaires ou acquises, déterminées par la régénération vicieuse des dynamismes nutritifs.

Tel est le cadre que nous allons soumettre au contrôle de notre conception vitaliste. Mais posons d'abord des principes fondamentaux de pathologie générale.

Les causes morbifiques sont des forces qui affectent partiellement ou en totalité le polydynamisme vital; elles lui communiquent des caractères propres à leur nature. La science clinique de la subordination réflexe et hiérarchique des symptômes permet de déterminer leur mutuelle génération et leurs sièges,

de localiser les lésions et de distinguer les symptômes primitifs des symptômes secondaires. Les indications thérapeutiques dictent, enfin, le choix des
remèdes dont les dynamismes rectifient les aberrations pathologiques des polydynamismes vitaux.

Demandons à l'appui de ces principes le témoi-
gnage des névroses convulsives, privées de délire, et
commençons par l'épilepsie.

Cette affection est le type le plus complet du groupe
auquel appartient l'éclampsie, le tétanos, l'angine de
poitrine ; comme l'hystérie, elle prédispose à la folie.
Ces trois névroses offrent d'ailleurs la plus grande
analogie par le mécanisme réflexe de leurs symptômes.
Mais l'épilepsie se distingue entre toutes les névroses
par la fréquence, la rapidité et l'intensité de ses attaques.

Leur explosion fulgurante et leur tonalité convulsive semblent dénoncer une surexcitation motrice et
musculaire, mais le symptôme initial des convulsions siège dans le pouvoir sensitif.

L'*aura* épileptique est une sensation pathologique
qui ne se distingue des autres symptômes précurseurs que par son intensité et le prompt enchaînement des actes réflexes qu'il détermine. La plupart
des épileptiques se souviennent de ces avertissements
de l'attaque : les uns courent l'annoncer ; l'agitation et
l'excitabilité des autres les fait prévoir aux infir-
miers exercés. Les épilepsies symptomatiques, vermineuses et celles particulièrement du ténia ou
des lombrics, sont évidemment réflexes, de même que

celles qui sont produites par l'onanisme. Indépendamment des sensations internes ou externes périphériques, les impressions intellectuelles et morales
profondes, brusques et inattendues peuvent déterminer l'épilepsie.

Bref, quel que soit le départ de l'attaque, si le
dynamisme perceptif est assez violemment excité
pour ne plus conserver qu'une sensibilité con-
fuse et hyperesthésiée, celle-ci réagit aveuglément
et de tout son pouvoir sur les centres moteurs cérébraux, spinaux et ganglionnaires. Les convulsions
faciales des idiots épileptiques démontrent que les
centres perceptifs et expressifs réagissent selon les
lois réflexes. Une lutte s'établit entre les forces
motrices et contractiles surexcitées, et la fixité des
efforts convulsifs démontre, en général, que la puissance des muscles extenseurs l'emporte sur celle des
fléchisseurs. La rigidité de la colonne vertébrale et
des membres le prouve. Le trismus de masséters et
des fléchisseurs des pouces et des muscles expirateurs
confirme le principe que pendant l'excitation générale, les mouvements sont fixés par les muscles les
plus puissants.

Or, toute cette explosion de forces contractiles résulte de la surexcitation directe ou indirecte des
centres de sensibilité. Que la cause soit centrale ou
périphérique, essentielle ou symptomatique, que la
prédisposition soit héréditaire ou acquise, la fulguration épileptique a un mécanisme réflexe, et son

dynamisme se trouve à la fois dans ses causes et dans leurs effets.

Les centres nerveux qui président aux mouvements involontaires ou inconscients, le bulbe, la moëlle, le grand sympathique, les ganglions cardiaques et vasculaires, sont frappés de surexcitation sensitivomotrice.

L'arrêt convulsif et tonique des muscles expirateurs, plus puissants que les muscles inspirateurs, suspend la respiration et détermine, de concert avec l'arrêt systolique du cœur, une congestion cérébrale qui n'a pour limite que la paralysie des centres d'innervation respiratoire et circulatoire. Arrivé à ce terme de l'attaque convulsive, la stimulation carbonique du sang en partie asphyxié sollicite le pouvoir réflexe respiratoire et circulatoire, et l'alternance des mouvements pulmonaires et cardiaques rétablit l'équilibre de la *carbonication* normale (1).

Mais indépendamment de l'action mécanique des congestions épileptiques sur les cellules cérébrales, les dynamismes perceptifs sont directement affectés par les fulgurations dynamiques de la sensibilité.

Aussi bien, les épileptiques, si souvent frappés de paralysies congestives ou hémorrhagiques, sont-ils directement atteints dans leurs fonctions intellectuelles et morales. La folie instinctive, qui compte tant d'épileptiques, offre sous une forme terrible la

---

(1) Mon mémoire manuscrit sur la *carbonication*, c'est-à-dire, *sur le rôle physiologique, pathologique et thérapeutique de l'acide carbonique du sang,* fait partie, depuis plusieurs années, de mon dossier de candidat au titre de correspondant de l'Académie de médecine.

démonstration du pouvoir du dynamisme réflexe. Les idées et les sentiments les plus instinctifs et les instincts eux-mêmes sont, à la fois, pervertis et surexcités au point de déterminer des actes atroces, dépourvus de mobile criminel et déplorés par leurs auteurs.

Le mécanisme des attaques de folie instinctive est le même que celui des attaques convulsives. La fatalité des actes est la même, elle résulte de l'impulsion d'un aura sensitif quelconque, d'une idée, comme d'un sentiment, comme d'une sensation organique.

Ainsi s'enchaînent les névroses convulsives et délirantes. Elles ont une base commune dans l'hyperesthésie de la sensibilité générale ou d'une seule branche de son vaste réseau.

Nous trouverons bientôt, dans le choix et le mécanisme thérapeutique des agents opposés à l'épilepsie, un complément de preuves à l'appui de la conception réflexe et dynamique de cette affection. Indépendamment des agents qui visent directement l'impressionnabilité épileptique, le traitement des épilepsies symptomatiques de tumeurs syphilitiques ou d'intoxication saturine, par exemple, démontrera, aussi bien que le traitement des épilepsies vermineuses, que les convulsions déterminées par compression ou par excitation mécanique de la sensibilité cérébrale ou périphérique, guérissent, lorsqu'on supprime la cause matérielle de leur trouble dynamique réflexe.

En un mot, l'indication sera de rétablir cette fonction fondamentale, directement ou indirectement, par
des *hypesthésiques*, des anesthésiques, des sédatifs
réflexes, des résolutifs ou des éliminateurs.

L'éclampsie puerpérale déterminée par les douleurs, utérines et le tétanos qui succède, parfois, à de
légers traumatismes, sont aussi des convulsions toniques résultant de sensations douloureuses énergiquement réfléchies par les centres nerveux. — De
même, les angines de poitrine essentielles ou
symptomatiques dépendent d'*aura* sensitifs siégeant
primitivement au cœur, aux poumons ou à l'estomac,
sensations constrictives dont l'association menace
de suspendre la circulation, la respiration, les fonctions cérébrales et la vie, par l'arrêt tonique du
muscle cardiaque dans la systole et des muscles res-
pirateurs, dans la contraction expiratrice.

Comme dans l'épilepsie, ces convulsions toniques,
qnelles que soient leurs causes déterminantes, ont
leur point de départ dans la sensibilité, et, comme
dans l'épilepsie, le dynamisme névro-musculaire le
plus excité est celui qui est plus énergique. D'autre
part, les médications administrées contre ces névroses, visent, surtout, l'impressionnabilité réflexe. De
sorte que la prédisposition et l'étiologie, la symptomatologie et la thérapeutique attestent, ensemble, le
dynamisme réflexe de ces affections, qui ne sont que
des formes variées du type épileptique.

Avant d'analyser le mécanisme et la nature de

l'hystérie, il est utile de rappeler quelques-unes de nos conclusions physiologiques et d'y ajouter celles qui se dégagent des névroses que nous venons d'étudier. La sensibilité, avons nous dit, donne leur initiative aux fonctions intellectuelles et morales, leur spontanéité aux besoins et aux instincts, l'impressionnabilité inconsciente aux actes organiques ; hyperesthésiée par la maladie, la sensibilité, même latente, devient de la douleur et éclaire le diagnostic et le traitement par ses associations et ses localisations. Rappelons, enfin, qu'en pathologie comme en physiologie, la motricité et la myotilité sont les instruments de la sensibilité.

L'hystérie est le type le plus complet des névroses chroniques. Réduite à ses symptômes fondamentaux, elle se caractérise par l'hyperesthésie de l'utérus, de ses annexes et par des mouvements instinctifs du bassin. Mais, à la sensibilité pathologique de ces organes s'associent la sensibilité du sympathique viscéral, la sensibilité de la moëlle, celle du cerveau, et de ces centres multiples partent des excitations motrices, suivies de contractions spasmodiques et cloniques. Tel est l'enchaînement centripète des symptômes réflexes de l'hystérie.

D'autres fois, la marche est inverse, *chez les hystériques*. Au lieu de débuter par les organes sexuels, l'attaque convulsive a une origine cérébrale. Elle résulte d'impressions intellectuelles ou d'images anciennes accidentellement réveillées, ou d'une sensation quelconque qui excite l'imagination et réagit vivement sur la sensibilité et la motricité myélique et sympathique.

L'impressionnabilité résulte de ces pertes dynamiques, comme elle est la conséquence de pertes de sang chez les anémiques ou d'insuffisance de réparation globulaire chez les chlorotiques. Que cette adynamie provienne d'une assimilation insuffisante des forces sensitives par leurs organes propres, ou que la dépense soit plus grande que la réparation dynamique, la faiblesse nerveuse en est la conséquence et l'hypéresthésie en est le symptôme.

On observe, même dans l'état physiologique, des phénomènes analogues. Après un travail physique, comme après un travail intellectuel excessif, comme après de vives ou longues émotions, l'impressionnabilité générale est augmentée; elle est en proportion de la dépense nerveuse.

L'adynamie physiologique névro-musculaire, sympathique ou cérébrale éclaire le mécanisme de celles des névrosiques. Dans l'hystérie, l'intensité, la fréquence du *flux* sensitif et la chronicité de l'hypéresthésie locale et générale déterminent les troubles dynamiques les plus variables de la sensibilité et de la motricité. Aux fluctuations des forces intrinsèques du pouvoir réflexe, correspondent des paralysies, tantôt fugaces, tantôt tenaces. Les fonctions intellectuelles sont elles-mêmes, quelquefois, profondément troublées.

En effet, l'excitation hystérique des centres perceptifs peut entraîner, tantôt l'incohérence des idées
et la perversion des sentiments correspondants, tantôt
la prédominance d'images qui deviennent hallucinatoires et servent de base à des associations monomaniaques.

Les formes hystériques et épileptiques peuvent,
enfin, coexister. La tendance à la folie est alors
aggravée par ces deux prédispositions réunies.

En somme, depuis les premiers spasmes prémonitoires jusqu'aux convulsions et aux dénouements vésaniques, l'hystérie n'est qu'un tissu de symptômes
réflexes dont le point de départ est dans la sensibilité
générale, et l'aggravation de cette névrose résulte de
l'épuisement progressif des foyers sensitifs, épuisement caractérisé par les hyperesthésies centrales
diversement localisées. L'adynamie nerveuse, cause
des convulsions, s'aggrave enfin par une dépense
de forces sensitives supérieure à leur réparation.

C'est pourquoi elle est souvent consécutive à la
chlorose, qui est une de ses causes prédisposantes
les plus actives, et qui devient une de ses plus graves
complications.

Nous complèterons bientôt la démonstration de la
nature réflexe de l'affection hystérique, en analysant
le dynamisme des agents qu'on lui administre.

Achevons, par la chorée, l'examen des névroses
cloniques. Nous étudierons, ensuite, les névroses
intermédiaires aux formes toniques et cloniques.

comme la catalepsie et l'extase dont les formes hypnotiques nous ont démontré le mécanisme réflexe.

La chorée est une affection hypéresthésique, convulsive et rhythmée. Qu'elle ait son origine primitive dans les centres de sensibilité automatique de la moëlle ou dans les centres de perception, elle est caractérisée par l'impuissance à faire exécuter les mouvements volontaires. Que l'harmonie des dynamismes sensitifs soit troublée par des lésions nerveuses ou méningées, ou que la perturbation provienne directement d'impressions physiques, intellectuelles ou morales et que la chorée soit locale ou générale, elle traduit, toujours, une excitation sensitive préalable et nécessaire, dont le rhythme est communiquée aux nerfs moteurs et aux muscles correspondants.

Ces secousses convulsives, chroniques, représentent la répétition, par la mémoire des centres percepteurs, de la première sensation qui a vivement et brusquement affecté la perceptivité.

La communication de la chorée par imitation, prouve que l'image de cette névrose est conservée, dans la forme où elle a été perçue et avec une intensité exclusive de la spontanéité des mouvements volontaires dont le pouvoir est progressivement effacé par l'habitude des mouvements choréiques.

Nous avons exposé les preuves nombreuses de la mémoire myélique et ganglionnaire complémentaires de la mémoire cérébrale. Nous savons que la mémoire organique se perfectionne par la répétition des actes réflexes viscéraux, et qu'elle s'exalte avec la sensibilité centrale ou périphérique, si bien que les convulsions des névroses, tantôt résultent d'une excitation spontanée de l'impressionnabilité, tantôt de l'impression la plus accidentelle. Telles sont les causes occasionnelles des convulsions toniques ou cloniques.

Mais que la première attaque des névroses soit acquise ou favorisée par une impressionnabilité héréditairement transmise, pourquoi des formes convulsives si différentielles correspondent-elles à des causes souvent semblables?

Le type et les caractères des névroses supposent, d'une part, une prédisposition sensitive qui les localise, et, d'autre part, une modalité dynamique particulière de la cause impressionnante.

L'épilepsie, par exemple, dont la moëlle et le cerveau reçoivent les *aura* périphériques, est caractérisée par la surexcitation rapide et tonique des pouvoir réflexes. La sensation initiale et déterminante de la convulsion supprime, passagèrement, par son intensité prédominante, les fonctions perceptives et réagit sur les centres de réflexion avec une violence telle, qu'elle a pour limite la force contractile des muscles *les plus puissants*.

La forme convulsive tonique suppose l'excitation réflexe, générale, portée subitement à son maximum d'intensité, et la récidivité est favorisée par la répétition de la cause et par la prédisposition qui résulte de la mémoire des centres nerveux. L'épilepsie onanique, par exemple, commence par des excitations préalables, et devient ensuite spontanée. La surexcitation du polydynamisme réflexe au *maximum*, et la mémoire des centres d'innervation, telle est la raison de la forme tonique et de la chronicité de l'épilepsie essentielle.

Les convulsions hystériques doivent leur forme à la tonalité et au rhythme de l'innervation tri-splanchnique. Les excitations hyperesthésiques, utérines et ovariennes, au lieu d'être fulgurantes et fixes, agissent avec une intensité progressive et inégale et provoquent des mouvements irréguliers et différents par l'énergie. Les sympathies viscérales, prédominantes dans cette névrose, lui donnent, en outre, l'expression d'une affection morale caractéristique.

La chorée essentielle doit son originalité convulsive à l'intensité et à la durée de l'impression, toutes réserves faites de l'impressionnabilité prédisposante. Elle offre, dans chaque mouvement convulsif, l'expression d'une transe, d'une surprise physique, intellectuelle ou morale. Les chorées déterminées par le brusque saisissement de la peur, dont la cause est réelle ou simulée, ont le même mécanisme étiologique que toutes les chorées essentielles. C'est la brusque commotion des dynamismes réflexes qui les engendre ; c'est la mémoire du système nerveux qui les conserve ; et elles doivent, en outre, leur chronicité à l'aggravation de l'hyperesthésie réflexe par la continuité des mouvements pathologiques.

Les cataleptiques et les extatiques traduisent mieux encore les modalités sensitives qui donnent leurs formes à ces névroses. La puissance dynamique des images prédominantes détermine des attitudes caractéristiques des idées et des sentiments qu'ils expriment. Ces états pathétiques sont fixés par l'intensité de la réaction perceptive.

Ils diffèrent des états épileptiques par l'infériorité de leur ton dynamique réflexe et par la conservation partielle du pouvoir percepteur, c'est pourquoi l'hystérie peut revêtir passagèrement les formes cataleptiques et extatiques.

Quelles que soient les variétés de leurs sièges initiaux; que les centres perceptifs et expressifs, que la moëlle, que le grand sympathique viscéral ou vasculaire soit primitivement atteints de névrose tonique, clonique, rhythmique ou mixte, toutes ces formes névrosiques tendent à pervertir le type normal de la sensibilité physique, intellectuelle et morale, et à altérer, en même temps, les associations physiologiques des idées, des sentiments, des sensations et des instincts.

Ces névroses impriment, en outre, aux vésanies qu'elles produisent, leurs types spéciaux qui deviennent caractéristiques des délires épileptiques ou hystériques ou hystéro-épileptiques, par exemple.

La perversion du dynamisme réflexe atteint son apogée dans ces formes copulées de névroses convulsives et mentales.

7

Les excès des passions physiques, des passions sentimentales et des passions idéales, qu'elles excitent isolément ou accouplées la perceptivité, affectent le dynamisme intellectuel et moral, en l'épuisant par suractivité et en le dépravant. Les abus du vice et la perversité instinctive tendent à la perversion de la sensibilité générale. La surexcitation habituelle de la sensibilité morale et de la perceptivité intellectuelle aboutissent également à la folie, et les formes délirantes correspondent au type passionnel réflexe dont elles proviennent.

Il constitue le fond des délires monomaniaques, comme les névroses convulsives sont le fond des folies qui leur succèdent.

Chez les maniaques, les associations délirantes ont disparu, à cause de l'hyperesthésie générale et complète des centres perceptifs. Le dynamisme réflexe est absolument troublé et l'épuisement des forces est proportionnel à l'excitation.

Tout en réservant les dénouements mortels déterminés, surtout, par les complications congestives ou hémorrhagiques, il est évident que la dépense polydynamique excessive et constante de la folie, en général, doit aboutir à la paralysie progressive des pouvoirs réflexes. Aussi bien, après l'anéantissement des fonctions cérébrales et sympathiques, voit-on s'affaiblir graduellement les mécanismes myéliques, puis les pouvoirs réflexes viscéraux, pendant que le dynamisme nutritif fait survivre encore l'organisme insensible et inerte. L'harmonie polydynamique radicalement détruite, les forces vitales ne sont plus qu'imparfaitement régénérées et elles finissent par disparaître avec les fonctions de nutrition.

Tel est le cycle rapidement parcouru par les névroses, et telle est notre conception du dynamisme vital et de la solidarité pathologique des fonctions intellectuelles, morales, organiques et nutritives. Elle nous permet de comprendre, en partie, les suggestions des hypnotisés et certains actes réflexes des stigmatisés, mais il nous semble prudent d'attendre que la science soit faite, avant d'admettre des suggestions ou substitutions d'idées, que dis-je, des substitutions de volonté et d'identité personnelle, à toute distance et sans intermédiaire sensoriel ou dynamique rationnel, et avant d'admettre l'action occulte d'agents médicinaux, hermétiquement clos et agissant à distance.

Il nous paraît aussi incompréhensible de communiquer sa pensée, sans signe ou symbole et sans impression préalable, que de guérir la fièvre intermittente avec un flacon bouché de sulfate de quinine, ou de dormir en plaçant un flacon de laudanum sous son oreiller.

L'homéopathie, le spiritisme et la magie ne s'attendaient pas à une restauration scientifique; nous n'en serons pas témoins, je pense. Le magnétisme a eu ses croyants; il peut, encore, entraîner les crédules, mais il ne saurait trouver crédit chez les dynamistes même les plus hardis, que sous toutes réserves.

La chlorose est une affection intermédiaire à l'hystérie et à l'anémie; ses spasmes sont des préludes convulsifs aggravés par leur influence anémique. C'est une névrose caractérisée par l'hyperesthésie spasmodique de la sensibilité générale résultant de l'imparfaite nutrition des centres réflexes. Les spasmes chroniques des vaso-moteurs diminuent le calibre des capillaires, et partant, anémient les cellules nerveuses qui ne régénèrent qu'incomplètement leurs forces sensitives et motrices, et pour la même raison, les muscles ne recouvrent qu'en partie leur myotilité. Le pouvoir dynamique réflexe, primitivement affaibli dans ses foyers, perd encore et secondairement sa tonalité par l'inertie et l'aberration sensitive des organes digestifs. La dépravation du goût, l'inappétence, les troubles gastriques altèrent les fonctions digestives, et conséquemment déterminent l'anémie. Le polydynamisme réflexe est en souffrance, à la fois, par l'anémie nerveuse et par les spasmes qui en résultent.

Cette affection du dynamisme nutritif nerveux peut coexister avec l'hystérie, dont elle reconnaît les causes impressionnantes et vers laquelle elle évolue progressivement. Parvenue à une adynamie plus avancée, elle prédispose à la folie. Aux spasmes qui résultent de l'atonie névro-musculaire, succède une impressionnabilité intellectuelle et morale extrême, qui devient de l'exaltation et de l'incohérence sous l'influence des causes les plus légères. La perversion de la sensibilité perceptive et viscérale sympathique, se traduit, enfin, par des illusions et des hallucinations.

Privée de complications, la chlorose simple et commune est une adynamie essentielle spasmodique, supposant plus d'atonie réflexe que l'hystérie et plus de pouvoir dynamique, encore, que l'on n'en rencontre quelquefois dans l'anémie. Laissant de côté les anémies diathésiques ou symptomatiques de graves affections organiques, pour n'examiner que les anémies simples, accidentelles, comme celles des convalescents ou des personnes épuisées par la diète, des travaux exagérés ou des hémorrhagies, l'adynamie générale secondaire n'est compliquée d'aucune névrose, l'harmonie du polydynamisme réflexe se rétablit par la réfection graduelle des organes et des forces. L'organisme se répare par une régénération assimilatrice, intégrale.

Dans l'adynamie anémique, grave, les pouvoirs réflexes ne peuvent plus réagir spasmodiquement, la faiblesse générale tend à la syncope que la douleur physique ou morale peut rendre mortelle. L'harmonie polydynamique est alors définitivement détruite par une dépense entière et fatale des forces.

Des névroses essentielles aux névralgies essentielles, la transition est aussi naturelle que des dernières aux fièvres intermittentes. Ici et là, nous

n'allons rencontrer que des réactions pathologiques
du système nerveux.

Réservant l'étude des névralgies intermittentes et
symptomatiques, notre examen va se limiter aux
névralgies chloro-hystériques, ébauchées par les
hyperesthésies locales et générales.

L'impressionnabilité aux causes physiques, intellectuelles et morales résulte, avons nous dit, de
la raréfaction des dynamismes réflexes par une
dépense anormale des forces sensitivo-motrices,
ou par la réparation insuffisante du nervosisme
réflexe central et périphérique. En effet, les spasmes viscéraux et vaso-moteurs affectent, à la fois,
les fonctions digestives et nutritives, et particulièrement les assimilations dynamiques des centres de
réflexion.

En général, la sensibilité est proportionnelle à la
faiblesse ; tous les convalescents et les anémiques
offrent, sous ce rapport, la plus grande analogie avec
les névrosiques. Aussi bien, les névralgies sont-elles
communes dans tous les états caractérisés par la
langueur du système nerveux. L'atonie nerveuse
est donc la condition pathologique des névralgies
essentielles. Les spasmes sont les symptômes déterminés par la même cause ; ils sont dus aussi, à l'impuissance des centres réflexes à conserver leur tonalité. L'accélération de la circulation immédiatement
après la saignée est aussi une réaction de même
nature.

On est donc en droit de conclure que les névralgies essentielles et les spasmes résultent de l'atonie
dynamique ou éthérée des éléments constituants du
pouvoir réflexe. D'où découlent, logiquement, les
indications des sédatifs et des réparateurs.

Les réactions motrices des névralgies sont, quelquefois, locales comme dans le tic douloureux ; mais,
le plus souvent, elles provoquent des mouvements
désordonnés, en rapport avec leurs siéges et leur
intensité, et diffèrent, par là, des réactions réflexes,
toniques, cloniques ou fixes.

Au lieu de s'expliquer par les fluctuations de
l'éther sensitif, les névralgies intermittentes ont un
autre mécanisme. Elles ne résultent pas d'une atonie
nerveuse générale, elles ont une cause locale ; liées,
le plus souvent, surtout à leur début, à la fièvre
intermittente, elles en réflètent les accès.

Comme nous l'analyserons tout à l'heure, les
stades des fièvres réglées, *a frigore,* s'enchaînent et
se déterminent les uns les autres. Le premier seul
dépend directement de l'impression pathogénique
initiale, conservée et renouvelée par la mémoire
des centres nerveux. Or, cette impression frigorale
périphérique atteint et affecte plus particulièrement,
parfois, certaines régions, d'où résultent deux affections copulées : la fièvre et la névralgie intermittentes.

Leur mécanisme pathogénique est le même ; le
refroidissement éprouvé par le nerf affecté, atteint

les vaso-moteurs des capillaires nerveux et détermine simultanément une réaction constrictive.

De sorte qu'indépendamment de la sensation frigorale, les nerfs impressionnés subissent les effets de la raréfaction du sang dans les capillaires, et deviennent hyperesthésiques, par une sorte de syncope nerveuse. Mais la congestion vasculaire qui succède à la constriction agit, bientôt, par compression et produit la douleur, comme au cerveau, elle produit le vertige. Cette fièvre nerveuse, localisée, se caractérise d'ailleurs par des pulsations douloureuses, qui augmentent l'intensité de la névralgie.

A cette congestion active des capillaires nerveux s'associe celle des vaisseaux voisins dont l'injection colore la peau de la région affectée ; la température s'élève ; une légère fluxion œdémateuse dénonce l'embarras circulatoire, et les nerfs sécréteurs ou excréteurs sont eux-mêmes excités directement ou sympathiquement, selon le siège de la névralgie.

Ces congestions nerveuses ne se dissipent, d'ordinaire, qu'incomplètement, après les accès névralgiques. Elles persistent surtout au niveau des points douloureux et superficiels sur lesquels a porté l'action frigorale. De là partent les préludes, parce que ces points ne sont pas complètement décongestionnés dans l'intervalle ; aussi bien, comme le renouvellement des douleurs augmente ces tensions des capillaires nerveux, les névralgies tendent-elles à la continuité.

Chez les hydrémiques, il est probable qu'une infiltration séreuse vient compliquer ces réactions vaso-dilatatrices. Il est rationnel d'admettre que, dans les névralgies rhumatismales continues un exsudat séreux interstitiel se produise sous le névrilemme, comme il s'observe dans les inflammations séreuses et cellulaires déterminées par la même cause. Ces exsudations cellulaires expliqueraient la ténacité et l'intensité des névralgies continues chroniques, dites essentielles.

La mémoire inconsciente de la sensibilité orga-nique est exaltée par la douleur, qui, non-seulement la rend consciente, mais plus active, si bien qu'elle se réveille périodiquement et persiste dans les points douloureux, pour reparaître avec l'intensité des pre-mières impressions. Les épanchements sous-névrilem-matiques et interfibrillaires succèderaient à la ré-pétition des congestions réflexes nerveuses ou à la congestion active immédiate qui rapprocherait les névralgies continues, rhumatismales des névrites.

L'efficacité des vésicants, dans ces formes névral-giques, plaide en faveur de cette hypothèse, que nous croyons logiquement déduite des réactions de la sen-sibilité dynamique.

Les fièvres intermittentes vont nous offrir des témoignages encore plus manifestes et plus con-cluants. Le premier stade d'un accès complet de fiè-vre réglée réfléchit, plus ou moins énergiquement, l'impression frigorale qui l'a déterminé. La cons-triction des capillaires cutanés et des éléments dartoïdes, réfléchie aux capillaires viscéraux et organiques, en général, détermine un refroidissement interne et externe, qui dure autant que le spasme constrictif vaso-moteur. Les centres nerveux et le système musculaire tout entier sont menacés de syncope par l'interruption partielle de leurs fonctions nutritives. La faiblesse générale qui se traduit par le frisson initial et la trémulation des membres, s'étend au cœur dont les contractions deviennent spasmodiques ; de même, la respiration devient anxieuse et suspirieuse à cause de l'état spasmodique des muscles respiratoires ; l'expiration rend des gaz d'une température inférieure à la température normale ; le cerveau paraît glacé ; les yeux sont froids, comme le reste du visage ; la syncope est imminente et générale, par l'état spasmodique des vaso-constricteurs et par l'arrêt des transformations dynamiques nutritives. Les forces réflexes ne sont plus réparées par les systèmes névro-musculaires.

Or, cet état résulte du conflit du calorique ambiant, c'est-à-dire d'une force physique avec les forces vitales et d'abord avec la sensibilité qui les commande.

Cette action pathogénique n'est peut-être pas incompréhensible. L'adynamie générale nous semblerait pouvoir s'expliquer par la concentration des éthers sensitivo-moteurs et contractiles. Sous l'influence d'un abaissement de température extérieure, l'action serait directement exercée et transmise, par voie réflexe, au reste de l'organisme. Les effets de l'action du froid sont paralysants de toute force organique ; il se pourrait qu'avant de réagir par acte réflexe, le refroidissement périphérique ait d'abord un mécanisme physique.

Quoiqu'il en soit, les forces sont raréfiées et taries, et, dans certains cas de fièvres pernicieuses, la mort par syncope se produit dès l'invasion, c'est-à-dire pendant le premier stade. Les symptômes du second sont déterminés par la réaction dilatatrice des nerfs vaso-moteurs, qui succède à l'action des constricteurs, quand leur force est épuisée.

La durée et l'intensité de la chaleur, de la rougeur et de la congestion générale sont proportionnelles aux constrictions capillaires qui les ont précédées. Refoulée dans les gros troncs veineux pendant le premier stade, la masse du sang circule avec une activité progressive, au fur et à mesure que les capillaires se dilatent et que les fonctions respiratoires et circulatoires recouvrent leur énergie, par la stimulation carbonique qu'exerce le *sang veineux sur le bulbe, la moëlle, et consécutivement sur la membrane muqueuse pulmonaire, la séreuse et le muscle cardiaque.*

Le cerveau, lui-même, qui était exsangue, s'injecte et les symptômes congestifs du cerveau, qui peuvent s'exalter jusqu'au délire, complètent le tableau symptomatique résultant de l'excitation congestive de la moëlle et du sympathique viscéral.

L'excès de cette réaction fébrile vaso-dilatatrice peut aussi entraîner la mort par congestion générale.

Heureusement, le second stade trouve sa crise dans le troisième. Non-seulement, les forces organiques névro-musculaires s'affaiblissent par l'excès de leur dépense, mais par l'excrétion sudorale. Quand la tension capillaire et l'excitation vaso-dilatatrice des vaisseaux propres aux glandes sudoripares ont déterminé l'excrétion sudorale, celle-ci devient dérivative des congestions et sédative de la fièvre.

Ce stade critique est quelquefois mortel, quand ceux qui l'ont précédé ont presque épuisé les centres dynamiques. La faiblesse causée par de trop abondantes sueurs s'ajoute alors à l'adynamie générale, et la syncope ou la mort peuvent survenir, comme pendant le premier stade, mais par un mécanisme différent.

Or, cet enchaînement des symptômes fébriles a pour point de départ une impression frigorale réflexe, généralisée comme les réactions qui lui succèdent.

Les accès de fièvre intermittente n'ont pas d'ordinaire, heureusement, la gravité des formes pernicieuses, mais dans les cas légers et même dans les fièvres larvées, la solidarité étiologique et symptomatologique est la même.

On comprend comment les névralgies rhumatismales sont associées si souvent avec les fièvres réglées *a frigore*, pourquoi ces affections fébriles

sont contractées en même temps que les fièvres
inflammatoires qui reconnaissent la même cause, et
pourquoi elles rendent malignes certaines phlegmasies.
La malignité de ces affections *copulées* s'explique, et
par la dualité fébrile, et par l'aggravation des lésions inflammatoires résultant des redoublements
accélérateurs de la circulation. Ce double génie pathologique rend presque toujours mortelles les
graves phlegmasies pulmonaires et devient un élément de chronicité pour les maladies inflammatoires,
comme pour les névralgies.

Du diagnostic, souvent difficile dans les fièvres
copulées, dépend la vie des malades.

Les fièvres intermittentes aiguës et chroniques
sont si communes dans les milieux palustres, que la
plupart des auteurs ne visent que les fièvres marématiques et les attribuent aux émanations telluriques ;
des microphytes expliqueraient, en quelque sorte,
leur spécificité.

Nous ne saurions méconnaître l'influence de ces
causes, mais elles ne sont pas les seules ; les fièvres
réglées peuvent être contractées par simple refroidissement et conserver, avec leur gravité, les tendances chroniques des fièvres des marécages.

Dans le climat où nous observons, dans une
ville bâtie sur des côteaux granitiques, loin de toute
influence palustre, les habitants sont si exposés
aux fièvres intermittentes simples ou copulées, ainsi
qu'aux névralgies et phlegmasies rhumatiques, qu'il

faut reconnaître la fraîcheur de l'atmosphère émanant du sol granitique comme la constitution médicale régnante.

Du printemps à l'automne, il est constant que *le soleil donne les fièvres,* selon la locution vulgaire. Il est vrai, en effet, que tous les refroidissements brusques et assez prolongés qui saisissent les personnes en transpiration, ou dans un état voisin, et qu'elle qu'en soit la cause, que ces impressions d'air froid suivies d'un arrêt de sueur, déterminent des affections intermittentes et inflammatoires qu'on attribue aux sueurs rentrées.

Quelle que soit leur interprétation, ces faits sont constants, fréquents et indéniables. La même influence s'exerce sur les personnes qui sont dans l'immobilité et insuffisamment vêtues pour résister à l'action prolongée de l'air froid. C'est surtout sous forme de courant ou vent coulis que cette cause est féconde en névralgies. Les portes, les fenêtres entrebâillées, donnent passage, même en été, aux affections *a frigore.*

A plus forte raison, les lieux marématiques ou voisins des émanations palustres sont-ils particulièrement propres à refroidir pendant et surtout après le travail et même dans le repos.

Mais, hors de ces conditions locales, un refroidissement brusque et qui n'est pas suivi de réaction agit sur la sensibilité périphérique et détermine : là un coryza ou une conjonctivite, là un rhumatisme mus-

culaire, là une arthrite rhumatismale, là une bronchite, là une pleuro-pneumonie, là une péricardite
ou une endocardite, là des méningites myéliques, là
des névralgies et là, enfin, des fièvres intermittentes
à types divers, simples ou copulées, sans compter
les entérites, les gastralgies, les cystites, etc., etc.,
dues à la même cause.

Voilà pourquoi nous avons décrit avec détail le
type intermittent *a frigore*. Le mécanisme réflexe
et dynamique des fièvres d'accès va nous servir de
transition pour expliquer la symptomatologie et les
lésions des fièvres inflammatoires simples ou infectieuses et des fièvres éruptives.

Distinguons d'abord les inflammations simples,
aiguës et fébriles des formes chroniques. Et commençons par les phlegmasies des membranes muqueuses
et des séreuses ; nous étudierons, ensuite, les inflammations parenchymateuses. Quelle que soit la cause
directe ou indirecte qui les détermine, les phlegmasies débutent par la diminution ou l'arrêt des sécrétions propres aux membranes atteintes. Ce phénomène résulte de la constriction capillaire et correspond
à l'impression irritative des agents pathogéniques.
A cette réaction constritive des vaso-moteurs succède,
bientôt, une congestion inflammatoire caractérisée
par la rougeur, la chaleur, la douleur et la séche-
resse des membranes affectées.

Que ce soit le froid ou un autre agent constric-
teur, le phénomène réactionnel est analogue à celui

que toutes les causes irritantes, mécaniques ou autres, produisent sur la peau. En effet, la pâleur constrictive qui succède aux rayures cutanées faites avec l'ongle, ainsi que la cuisson qui accompagne la rougeur que revêtent ces impressions linéaires, communiquées aux capillaires du derme, ces réactions vasomotrices sont, dis-je, des phénomènes réflexes de même ordre que ceux qui sont déterminés par les causes phlegmasiques.

Ces sensations constrictives et brûlantes démontrent, en outre, que les capillaires, dont les fonctions sont inconscientes, peuvent devenir le siége de douleurs aiguës, s'ils sont atteints d'inflammation. C'est à leur sensibilité réactionnelle qu'il faut rapporter les congestions inflammatoires et leurs exsudations.

La sensibilité inconsciente de la plupart des membranes muqueuses, sauf celles qui concourent aux fonctions sensorielles ou génésiques, et la sensibilité inconsciente de toutes les membranes séreuses, s'exaltent sous l'influence des causes inflammatoires : les méningites, les péricardites, les arthrites, les phlébites, toutes les synovites, enfin, rendent manifeste la sensibilité latente des séreuses. Les laryngites, les bronchites, les gastrites, entérites et cystites, pour ne citer que quelques phlegmasies muqueuses, s'accompagnent aussi d'une irritation de la sensibilité organique qui est, d'ordinaire, la première réaction locale à laquelle s'associe le cortége réflexe des symptômes généraux fébriles.

Tous ces phénomènes réactionnels ont leur cause
initiale dans la sensibilité des vaso-moteurs sanguins
et dans la sensibilité des vaso-moteurs lymphatiques
et séreux, latentes l'une et l'autre, dans l'état physiologique, sensibilité incontestée pour les vaisseaux
rouges, et refusée au système lymphatique, bien
qu'elle soit mise en évidence dans les inflammations
des séreuses.

La sensibilité et la douleur ne sauraient se comprendre, cependant, sans organes nerveux. Leurs
fonctions et leurs associations réflexes permettent
seules d'expliquer, non-seulement, les métastases
névralgiques, hyperesthésiques ou parésiques quelconques, mais les métastases congestives, utéro-
cérébrales, par exemple, ou rhumatiques inflammatoires, et toutes les répercussions pathologiques.

La sensibilité pathologique des phlegmasies s'accompagne d'abord, avons nous dit, d'une diminution
de sécrétion des membranes muqueuses et séreuses;
mais à mesure qu'augmente l'irritation inflammatoire,
la dilatation vasculaire succède à la constriction et
des exsudations sanguines et séreuses se produisent.

Les congestions sanguines réflexes sont apparen-
tes et incontestées; il n'en est pas de même des
congestions lymphatiques aiguës, et surtout des
congestions séreuses des membranes séreuses.
Cependant, les épanchements inflammatoires de sérosité et les sédiments floconneux ou pseudo-mem-
braneux qui résultent des phlegmasies de la plèvre,

8

du péricarde, des synoviales ou des méninges sont aussi évidentes que les exsudats sanguins des membranes muqueuses, et la turgescence des séreuses explique ces extravasations, aussi bien les unes que les autres.

Nous connaissons la connexité physiologique réflexe existant entre les capillaires externes et internes, et la solidarité de la circulation sanguine avec les lymphatiques, les séreuses, le tissu cellulaire, avec les exhalations cutanées, muqueuses et surtout pulmonaires, et avec la transpiration sudorale. Nous savons, enfin, que le mécanisme réflexe de ces fonctions associées est garant de la tension normale des vaisseaux rouges, des vaisseaux lymphatiques, séreux et des éléments du tissu cellulaire.

Nous verrons bientôt les œdèmes, les anasarques, les hydropisies diverses, qui résultent d'embarras circulatoires, démontrer, pathologiquement, la communication du *sérum* du sang avec le système lymphatico-séreux.

Il n'est donc pas étonnant que le *sérum* du sang pénètre dans les membranes séreuses enflammées, et que cette pénétration soit favorisée par l'impulsion cardiaque et vasculaire fébrile.

Cette dilatation vasculaire et cette impulsion fébrile du sang s'ajoutent à la dilatation pathologique des vaisseaux séreux, qui deviennent turgides et laissent exsuder, plus ou moins abondamment, leur sérosité, selon les degrés divers d'intensité des réactions vasculaires réflexes.

Le mécanisme pathogénique des phlegmasies muqueuses et séreuses est le même ; à ce point que, non seulement la même cause détermine, simultanément, les inflammations de ces systèmes différents, mais, quand elles sont voisines, ces affections s'aggravent mutuellement ; elles réclament, en outre, le même traitement qui vise, surtout, l'apaisement local et général des symptômes phlegmasiques réflexes.

Les inflammations parenchymateuses internes ou externes proviennent aussi d'irritations vasculaires directes ou indirectes. Le vieil adage : *ubi stimulus, ibi fluxus,* a été une vérité clinique avant d'être une vérité physiologique. La maladie présente le problème pathogénique des phlegmons sous des conditions plus complexes que ne sauraient l'offrir des expériences de laboratoire ; mais les symptômes et les lésions des inflammations phlegmoneuses ne peuvent mieux s'expliquer que par les actes pathologiques, réflexes des capillaires.

En effet, que la cause irritante affecte directement ou indirectement leurs éléments nerveux et contractiles ou leur séreuse, et que les lymphatiques et le tissu cellulaire voisin soient même primitivement enflammés, à la constriction vasculaire, initiale, succède la dilatation inflammatoire avec tous ses *processus* locaux et généraux. La tension et la compression vasculaires déterminent des douleurs locales, pulsatives, auxquelles s'associent souvent celles des rameaux nerveux rachidiens du voisinage. Aux obstructions inflammatoires internes des capillaires s'ajoutent les exsudations plastiques qui gênent encore la circulation locale. De sorte que la sérosité du sang reflue vers les lymphatiques et le tissu cellulaire ambiant, qui devient œdémateux. L'œdème symptomatique des plegmons trahit la directe communication du système capillaire avec les systèmes lymphatique, séreux et cellulaire.

Les symptômes locaux et les lésions des inflammations parenchymateuses découlent donc des réactions inflammatoires des vaisseaux irrités, et les symptômes fébriles généraux traduisent plus clairement encore le rôle des pouvoirs réflexes dans les fièvres phlegmoneuses. En décrivant les stades des fièvres réglées, nous avons observé la génération successive des symptômes, et nous avons insisté sur le dynamisme essentiel de leurs associations. Il n'en est pas ainsi des fièvres inflammatoires; qu'elles soient phlegmasiques ou phlegmoneuses, elles tiennent leurs caractères et leurs localisations, leur marche et leur dénouement de la phlegmasie capillaire initiale et fondamentale et des lésions qu'elle détermine.

Les phlegmasies et les phlegmons sont donc soumis aux lois du pouvoir réflexe, comme les fièvres d'accès, les névralgies et les névroses. De leur étiologie et du mécanisme de leurs symptômes, dont les associations caractéristiques éclairent le diagnostic, nous tirerons bientôt d'importantes indications thérapeutiques.

Passons maintenant de la mécanique symptomatologique des fièvres inflammatoires à l'analyse réflexe et dynamique de la fièvre typhoïde et des fièvres éruptives.

La symptomatologie des fièvres inflammatoires exprime simplement les réactions locales, bientôt généralisées, du système nerveux ganglionnaire, et par association, du système cérébro-spinal. Tandis que les symptômes des fièvres infectieuses traduisent, en outre, leur impression morbide spécifique sur les dynamismes nutritifs des éléments organiques ; les forces vitales sont ainsi atteintes et déprimées à leur source ; les pouvoirs réflexes sont, donc, directement affectés et trahissent, à la fois, la nature de la maladie et ses caractères distinctifs.

En d'autres termes, aux causes simplement inflammatoires correspondent des réactions franches et impétueuses des fonctions circulatoires et respiratoires, accompagnées d'agitation et quelquefois de délire ; or, cet appareil de symptômes, réfléchi par les foyers d'inflammation, paraît et disparaît avec eux.

Les réactions sont beaucoup plus complexes dans les fièvres infectieuses. Quel que soit l'agent dont la fièvre typhoïde, par exemple, tient sa spécificité, il

lui impose sa nature putride, son influence dépressive sur les pouvoirs réflexes et donne à cette affection une symptomatologie adynamique et ataxique.
Indépendamment des symptômes gastro-intestinaux
et des lésions caractéristiques de la dothiénentérie,
l'expression essentielle et la plus importante est dans
la prostration et la stupeur, dans l'intoxication générale qui abaisse parfois, au dernier degré, la sensibilité, la motricité et la myotilité ; infection générale
exprimée par tout les symptômes réflexes, et qui doit
inspirer les indications thérapeutiques les plus sérieuses.

Le conflit du polydynamisme vital avec les dynamismes infectieux manifeste la spécificité des causes,
non-seulement par l'invasion générale de l'organisme,
mais par la contagion, la multiplication dans l'organisme du contage spécifique, les symptômes et
les lésions caractéristiques des fièvres éruptives.
Le microscope et la chimie isoleront certainement
ces espèces pathogéniques, ainsi que les agents
dont la lente prolifération communique à la tuberculose, par exemple, sa chronicité. Nous verrons
bientôt, comment réagit le dynamisme vital dans
les infections fébriles et pourquoi il est surtout dé-
pressible, quand il est héréditairement vicié. De la
lutte des forces organiques et des dynamismes spécifiques découleront, enfin, de précieuses indications
générales pour la thérapeutique.

Quelles que soient la nature et la marche des

maladies infectieuses, la symptomatologie réflexe en présente les traits distinctifs. C'est elle qui dégage l'entité dothiénentérique de la foule des symptômes locaux et généraux ; c'est-elle qui démontre l'unité spécifique des symptômes et des lésions de la variole, de la rougeole et de la scarlatine.

Les réactions éliminatrices du polydynamisme vital et les formes éruptives diffèrent comme les agents morbifiques qui les déterminent. Quel que soit l'élément contagieux, figuré ou non, de la pustule varioleuse, par exemple, dès qu'il est communiqué par une absorption quelconque, il produit, chez les personnes non réfractaires, un ensemble de symptômes et de lésions propres à la variole. Outre sa réaction inflammatoire, la fièvre aura une physionomie symptomatologique particulière ; le grand symphatique vasculaire éprouvera une impression vasodilatatrice, favorisée par l'impulsion fébrile du cœur et par l'excitation carbonique du sang ; et, si l'appareil des actes réflexes vasculaires n'est pas contrarié par des impressions constrictives externes ou internes, par le refroidissement de la peau, direct ou indirect, partiel ou général, l'effort éliminateur aboutira. L'inflammation cutanée devient, elle-même, un gage de durée de la dilatation vasculaire. Mais la crise sera incomplète si le froid ou toute autre cause constrictive intervient avant la fin de l'évolution éruptive. Si le travail dilatateur réflexe est empêché dans un moment quelconque du cours de cette affection, le principe varioleux mêlé au sang irrite ou enflamme les centres nerveux et congestionne la plupart des viscères. Enfin, si les pustules se flétrissent, la résorption est plus grave encore, et des foyers multiples de suppuration en sont la conséquence.

Tous ces actes critiques ou contraires à l'élimination éruptive sont réflexes, aussi bien ceux qui émanent des vaso-moteurs que ceux qui procèdent du cerveau et de la moëlle. Ils sont, aussi, éminemment dynamiques, car ils résultent de l'action directe exercée sur les pouvoirs réflexes et sur les forces nutritives par le dynamisme du principe spécifique et contagieux.

Les dynamismes pathogéniques peuvent seuls expliquer leur prolifération dans l'organisme et leurs influences distinctes sur le polydynamisme vital. Ce sont des copulations pathologiques à marche aigüe, analogues aux copulations dynamiques *chroniques*, des diathèses acquises ou héréditaires.

Les prédispositions morbides, dont on cherche vainement les causes matérielles ou sensibles dans l'organisme, sont des affections lentes ou larvées du polydynamisme vital. Seules elles peuvent se transmettre par hérédité, et, seuls les agents dynamiques peuvent les modifier. Les propriétés prophylactiques du vaccin, par exemple, ne se comprennent qu'autant qu'il rend les forces vitales réfractaires au dynamisme varioleux.

L'étiologie, la symptomatologie, les efforts criti-

ques, la thérapeutique et l'hygiène de la variole repo-
sent, comme on voit, sur les causes des réactions
dynamiques dont le pouvoir réflexe est l'instrument
principal.

Les autres fièvres éruptives ont un mécanisme
analogue, malgré la diversité de leurs types. Leurs
formes pathologiques dépendent aussi, et de la nature
de leur cause essentielle et des réactions de l'organisme. La transmission de la rougeole et de la scarlatine implique la spécificité de leurs agents morbifiques, qui se multiplient dans le milieu organique où
ils peuvent être transportés et former des foyers
épidémiques. La thérapeutique vaso-dilatatrice et
éliminatrice, interne ou externe, est encore rationnelle. puisqu'elle seconde le mouvement critique et
naturel de l'organisme. Les répercussions réflexes
pulmonaires, cérébrales et néphrétiques sont, enfin,
le plus souvent déterminées par des erreurs d'hygiène qui contrarient le travail éruptif salutaire.

Nous pouvons donc appliquer à la rougeole et à
la scarlatine les principes dynamiques et réactionnels
réflexes que nous venons d'exposer pour la variole.
Ils embrassent la pathologie entière des fièvres
éruptives infectieuses.

Les éruptions fébriles ou apyrétiques, non contagieuses et qui ont une tendance à la chronicité
seront étudiées avec les dermatoses et les affections chroniques, en général. Avant d'en commencer l'analyse, au point de vue du polydynamisme

réflexe, jetons un coup d'œil rétrospectif sur les
espèces pathologiques que nous avons groupées
d'après leurs caractères essentiels.

Dans les névroses, les névralgies, les fièvres intermittentes simples ou copulées, les phlegmasies et
les inflammations parenchymateuses, les fièvres
phlegmasiques et putrides, les infections éruptives et
fébriles, enfin, nous avons vu la sensibilité, primitivement atteinte, réagir directement sur la motricité,
et, indirectement, sur la contractilité.

En un mot, les affections dynamiques et réflexes
du cerveau, celles de la moëlle, du grand sympathique et de son expansion vaso-motrice nous ont
rendu compte des symptômes et des lésions des maladies que nous venons de rappeler. La chaîne des
rapports pathogéniques, considérée au point de vue de
l'étiologie, comme au point de vue des réactions associées des symptômes, ne s'est brisée devant aucune
exception. De sorte que l'on peut rechercher le principe dynamique réflexe dans la catalepsie, la chorée et
la paralysie ataxique, aussi bien que dans les formes
qui réfléchissent si bien les réactions du pouvoir
réflexe, qu'elles en sont des types pathologiques
complets : telles sont les névroses convulsives.

Qu'on cherche, en effet, au fond du cataleptique,
on y trouve des hallucinations prédominantes et
absorbantes, à ce point qu'elles peuvent annihiler la
perception des impressions physiques les plus vives
et isoler complètement du monde extérieur les cen-

tres perceptifs. La sensibilité en apparence absente est, cependant, le ressort dynamique des contractions statiques de la catalepsie.

L'hyperesthésie hallucinatoire d'un ou plusieurs centres de perception est, si bien, la cause de l'état cataleptique, qu'il suffit de faire inhaler des vapeurs anesthésiques pour faire cesser les contractions toniques spéciales. On peut, au réveil du catalep-tique, comme dans l'intervalle des crises, l'interroger et apprendre quelle est l'image qui l'obsède. Un de ces malades me disait : j'ai peur de tomber. En effet, dès qu'on l'approche, qu'on lui parle ou qu'on le touche, s'il se promène, les yeux entr'ouverts, aussitôt il s'arrête, ses yeux, ses paupières se fer-ment convulsivement, ses membres deviennent ri-gides, et il gémit comme s'il était menacé d'un danger auquel il ne put échapper. On fait prendre à son corps des attitudes passives qu'il garde aussi longtemps que les forces névro-musculaires sont capables de les maintenir, et beaucoup plus longtemps qu'on ne pourrait l'obtenir d'un effort volontaire. Une excitation hallucinatoire fixe peut seule entretenir un pareil état convulsif, *statique*.

La forme cataleptique de certains monomaniaques a donc sa raison dynamique dans des images ou conceptions qui réfléchissent leur dynamisme sensitif sur le système cérébro-spinal, avec moins d'intensité, mais suivant le même mécanisme que chez les exta-tiques.

La chorée essentielle, qui s'ébauche souvent par des spasmes, relève primitivement d'une hypéresthésie, tantôt localisée, tantôt générale. L'idée spontanée ou communiquée de marcher ou de parler excite des mouvements spasmodiques, plus ou moins rhythmés, mais la sédation de la sensibilité, que déterminent le sommeil, les bains froids, le bromure de potassium, le chloral ou le chloroforme, est suivie d'une amélioration qui peut aboutir à une guérison complète de cette névrose *rhythmique* du pouvoir réflexe.

Les convulsions *statiques* et *rhythmiques* obéissent donc aux mêmes lois que les névroses toniques et cloniques. Le même mécanisme dynamique qui donne aux fièvres intermittentes ou continues, aux phlegmasies simples et aux infections fébriles éruptives, leurs formes distinctives exprime, de même, la symptomatologie du choléra, réfléchit sa nature infectieuse et explique sa transmissibilité.

Que l'agent cholérigène soit un baccille ou un alcaloïde infectieux, comme la ptomaïne, les réactions nerveuses et réfléchies de la région épigastrique sur l'organisme entier, caractérisent cette affection. Telle est l'opinion autorisée du professeur Peter. Cet éminent défenseur du vitalisme trop sacrifié aux entités morbifiques, disait, le 8 septembre, devant l'Académie de médecine : « La ptomaïne cholérique » (que l'analogie nous conduit à admettre) exerce » son action sur le plexus solaire par les nerfs de

» la membrane muqueuse gastro-intestinale : les
» premiers troubles fonctionnels en sont l'expression
» symptomatique. Puis des réflexes se produisent du
» plexus solaire sur la moëlle, d'une part, et sur le
» grand sympathique, d'autre part ; d'où les crampes
» musculaires dans les muscles des membres, d'où,
» aussi, les contractures musculaires ou crampes
» des muscles, avec l'algidité et la cyanose consé-
» cutive..... »

Nous ne saurions rendre, en termes plus clairs,
notre conception pathologique et réflexe du choléra.

Avant de commencer l'analyse des maladies chroniques, faisons la précéder de quelques considérations générales sur le polydynamisme vital.

Les affections aiguës du pouvoir réflexe peuvent
devenir chroniques, et, par contre, la chronicité peut
être primitive ; dans les deux cas, elles tendent à se
compliquer de troubles des fonctions nutritives.
D'autres fois, les dynamismes nutritifs des éléments
anatomiques sont directement affectés. Mais, dans
aucun cas, il ne saurait y avoir de formations de
tissus nouveaux.

Le dynamisme vital n'est susceptible que de multiplier les éléments histologiques et de déterminer des
hypertrophies, ou de les frapper de dégénérescence
régressive, selon que les forces élémentaires surexcitées activent la prolifération cellulaire, ou selon
que l'adynamie nutritive, incapable de régénérer les
formes et les forces des éléments organiques, les

abandonne à la régression, c'est-à-dire au retour des cellules embryonnaires.

Qu'elles émanent de prédispositions héréditaires, ou qu'elles soient acquises, ces altérations des types normaux du polydynamisme vital se présentent, tantôt isolément, tantôt réunies, suivant les conditions pathogéniques. Les tumeurs fibreuses, par exemple, dues à la prolifération des éléments fibreux, présentent quelquefois des noyaux encéphaloïdes qui ne sont que des formes régressives du tissu fibreux.

L'adynamie vitale régressive peut être, dans une partie d'une tumeur quelconque, la conséquence locale d'un développement hypertrophique ou d'un engorgement. Au lieu d'une atrophie par défaut de nutrition, la surexcitation prolifère localisée, qui en est la conséquence, séquestre une partie de ses éléments qu'elle isole progressivement de la circulation et entraîne une régression partielle.

Ainsi, les cellules tuberculeuses sont, tantôt le dénouement d'engorgements inflammatoires, tantôt l'expression d'une adynamie régressive primitive, qui résulte elle-même d'une adynamie nutritive générale. Il en est ainsi des tumeurs scrofuleuses; le rachitisme lui-même n'est qu'une consomption du système osseux, par insuffisance nutritive et adynamie du pouvoir assimilateur des cellules osseuses, adynamie quelquefois héréditairement transmise. Ces différents vices de nutrition se distinguent par les formes symptomatiques de l'adynamie régressive et par les lésions correspondantes.

Essayons d'appliquer ces principes à l'analyse des maladies chroniques, et d'abord des névroses. L'impressionnabilité et l'excitabilité par lesquelles prélude la folie sont, ainsi que les illusions et les hallucinations qui alimentent le délire, des états hypéresthésiques des organes percepteurs. Quelles que soient les formes délirantes, la surexcitation des dynamismes perceptifs et expressifs détermine une congestion réflexe aggravante. Le pouvoir vaso-moteur des capillaires cérébraux s'épuise, à la longue, et la stase sanguine du réseau nutritif fait languir l'assimilation et dissocie lentement les cellules dont elle abolit à la fois les dynamismes et leurs associations.

La sensibilité perceptive et ses centres expressifs réflexes disparaissent graduellement, au fur et à mesure que l'aliénation mentale devient de la démence ; parallèlement et solidairement, pendant que s'épuisent les dynamismes cérébro-spinaux, les forces nutritives isolées tendent à l'adynamie régressive, dont la gangrène est le dénouement rationnel.

Ainsi disparaît tout entier le polydynamisme vital, quand est détruite l'harmonie des pouvoirs réflexes. Les folies hystériques, épileptiques et hystéro-épileptiques sont aggravées par la chronicité de ces névroses cloniques et toniques, et par leurs réflexes perceptifs et vaso-moteurs qui irritent, pervertissent et épuisent les dynamismes intellectuels et moraux. Les congestions cérébrales, alimentées par le délire et les convulsions, se terminent, le plus souvent, par le ramollissement de la substance cérébrale et, conséquemment, par l'abolition progressive du polydynamisme vital.

Au lieu de suivre ses phases régulières, parfois interrompues et précipitées par des congestions inflammatoires ou des hémorrhagies cérébrales ou méningées, la démence, peut débuter par une forme galopante, la paralysie générale.

Cette névrose, dont la marche incoercible affecte toutes les forces cérébro-spinales et sympathiques, détruit toute solidarité réflexe, isole progressivement les pouvoirs nutritifs et offre, dans ses premiers symptômes, la démonstration de l'importance capitale de l'élément sensitif dans les fonctions réflexes. L'ataxie de tous les mouvements volontaires en est la preuve. Quelle soit verbale, locomotrice ou générale, la coordination des mouvements est troublée par l'hyperesthésie générale.

La sensibilité consciente et celle même des vaso-moteurs sont irritées. Les malades sentent vivement les impressions physiques les plus légères ; les rayures faites à la peau sont suivies d'une congestion immédiate et d'une rougeur intense, persistante et diffuse.

Ces réactions pathologiques de la sensibilité générale démontrent qu'au début de la maladie, les pouvoirs sensitifs sont frappés d'adynamie assimilatrice, déterminée, d'abord, par l'épuisement initial de la sensibilité morale et intellectuelle, et ensuite par la nutrition ou réparation insuffisante de ces forces, quand les réflexes vasculaires se sont paralysés dans la dilatation passive.

L'adynamie de la motricité et l'adynamie de la myotilité sont secondaires à l'hypéresthésie adynamique.

Quoique déterminées par des causes différentes, l'ataxie infantile, sénile, celle des convalescents et l'ataxie de la paralysie générale ont un mécanisme commun et une condition commune et nécessaire, l'adynamie sensitive.

Les intoxications chroniques et les maladies infectieuses présentent des névralgies et des tremblements, des convulsions et des paralysies qui correspondent aussi à des atonies sensitives de natures diverses. Les mêmes causes peuvent, il est vrai, exercer leur influence sur les forces motrices et contractiles, mais l'affection primitive du pouvoir sensitif est fréquente, et, dans tous les cas, les réflexes donnent à la clinique des névroses chroniques les plus précieux renseignements.

Les dégénérescences tuberculeuses et cancéreuses de cause morale vont nous offrir de nouvelles preuves du rôle pathologique et du dynamisme du pouvoir réflexe.

Nous avons exposé les associations de la sensibilité viscérale avec les idées. Nous avons vu les troubles des divers centres perceptifs se communiquer aux entrailles, et tantôt déterminer des spasmes ou des dépressions des fonctions organiques, tantôt s'accompagner d'exaltation ou de dépression de la sensibilité morale des viscères. Ces associations sentimentales du grand sympathique, qui ne sont que passionnelles dans l'état normal, aggravent les délires vésaniques dont elles sont les éléments prédominants au début des névroses mentales.

Mais, quand les causes impressionnantes trouvent des centres intellectuels réfractaires au délire, quand la raison résiste et qu'elle n'éveille pas dans les viscères de sympathies sentimentales, l'excitation dynamique de l'intelligence peut se transmettre aux vasomoteurs viscéraux; ceux-ci passent de la constriction à la dilatation, et, si la cause excitante persiste, les capillaires restent dans une adynamie dilatatrice, c'est-à-dire dans une congestion passive et chronique.

La langueur des fonctions nutritives en est la conséquence et l'adynamie cellulaire assimilatrice aboutit à la régression des formes normales, c'est-à-dire aux cellules embryonnaires du cancer et du tubercule, par exemple. La dégénérescence organique résulte, en un mot, de la paralysie progressive des capillaires sympathiquement produite par la tension habituelle du dynamisme intellectuel et par l'adynamie nutritive ou assimilatrice qui résulte de la stase sanguine.

Ces régressions cellulaires sont donc toujours précédées de congestions paralytiques des capillaires. Mais celles-ci ne déterminent la dégénérescence cellulaire que s'il existe une prédisposition acquise ou transmise.

Il est évident que les éléments anatomiques des maladies héréditaires ne sauraient être transmis héréditairement. La procréation ne peut communiquer à son produit que les forces des agents copulateurs. Mais ces dynamismes copulés représentent, à la fois, les types actuels et les polydynamismes ataviques dont ils proviennent.

Ce sont ces systèmes complexes de forces vivantes qui constituent les prédispositions physiologiques ou pathologiques ; prédispositions qui évolueront, les premières, vers la maladie, si le polydynamisme vital est soumis à des influences pathogéniques chroniques, pendant que l'évolution des prédispositions morbides pourra être enrayée par une hygiène ou un traitement appropriés. Ainsi se produisent, ainsi se guérissent le rachitisme, le lymphatisme et la scrofule ; ainsi peut être conjurée et quelquefois guérie la tuberculose ; ainsi peut être prévenu le cancer. L'hygiène des névroses essentielles peut être aussi prophylactique.

L'étiologie, le mécanisme pathogénique et le traitement des dégénérescences trouve donc, dans la dynamique vitale, l'explication rationnel des maladies organiques héréditaires ou acquises, curables, surtout dans leur période prédisposante, et qui peuvent être qualifiées de *folies nutritives,* en raison de leur mécanisme pathogénique.

Il y a loin de là au parasitisme intraorganique, héréditaire ou acquis et latent jusqu'à ce qu'il se manifeste, sous l'influence d'une cause occasionnelle. Dans mon *Traité de la fièvre typhoïde,* déjà ancien et maintenant plein d'actualité, j'ai insisté sur l'existence d'un microzoaire infectieux et communicable. Les doctrines aujourd'hui régnantes étaient alors repoussées sans examen. Mais il me semble qu'on fait jouer, actuellement, à la flore et à la faune microscopiques, un rôle pathogénique exagéré. On ne s'arrête pas devant l'impossibilité de la transmission de *germes* morbifiques par la fécondation. On invoque le microscope et on conclut affirmativement, bien qu'il soit muet. L'esprit systématique dominant va jusqu'à imaginer l'existence d'êtres hétérogéniques vivants, dans l'organisme *sain,* pendant de longues années, sans dénoncer leur présence et produisant les plus graves et les plus rapides affections, à l'occasion d'un simple accident.

Avant de faire une si large part aux parasites, il est sage de compter d'abord avec l'organisme et d'étudier la nature, la réparation et le mécanisme des forces vivantes. Les prédispositions adynamiques régressives et les mêmes prédispositions acquises par des affections locales chroniques, tels les tubercules succédant à la bronchite rubéolique, telles les

arthrites scrofuleuses terminant des arthrites traumatiques chez des lymphatiques, tels les cancers se dé-
veloppant sur des engorgements chroniques, toutes
ces dégénérences ont pour cause latente une adynamie vaso-motrice progressive, et, conséquemment,
l'adynamie régressive des forces organiques. On
comprend enfin que les affections du pouvoir nutritif
cellulaire puissent être directement produites et héréditairement transmises. Telle est la double origine
des névroses héréditaires, et telle est celle des
folies nutritives chroniques.

Sans doute, il faut reconnaître l'existence des parasites intra-organiques, et la recherche de ces
agents pathogéniques a une sérieuse importance,
mais il ne faut pas leur sacrifier les affections essentielles du dynamisme vital. La contagion ne peut se
comprendre sans spécificité, mais les causes spécifiques ne sont pas nécessairement formelles. C'est vainement qu'on a cherché le parasite de la vaccine et
de la variole, de la syphilis et des exanthèmes contagieux. Des liquides ou des squammes transmettent
ces affections, et contiennent certainement des causes
pathogéniques distinctes. Avant d'être absorbés ou
éliminés, ces agents sont inhérents aux liquides organiques, qui ne diffèrent que dynamiquement des
fluides analogues. Or, ce sont les parties viciées du
sang contaminé qui propagent leur adynamie régressive aux tissus auxquels elles n'offrent que des éléments nutritifs infectés.

Ainsi s'expliquent les éruptions pustuleuses, vésiculeuses ou érythémateuses ; ainsi se produisent les
ulcérations primitives, secondaires ou tertiaires de
la syphilis. Les ulcères syphilitiques transmis par
contagion montrent, jusqu'à l'évidence, que l'agent
spécifique invisible, contenu dans la suppuration
chancreuse, possède une force régressive dévorante.
Transporté de cellule à cellule par les capillaires et
les lymphatiques, cet agent dynamique, incapable de
revêtir une forme microscopique, enlève aux tissus
qu'il atteint leurs formes histologiques ; il détruit les
éléments organiques et leur communique son propre
dynamisme.

Disséminé dans l'économie et atténué dans sa
virulence, le même contage frappe de régression
vitale toutes les parties qu'il affecte. Les ulcérations
secondaires du derme muqueux ou cutané, les gommes superficielles ou profondes, les caries, enfin,
sont autant de lésions à forme régressive dépendant
de l'adynamie humorale et spécifique de la syphilis.

La transmission héréditaire de cette affection démontre, enfin, que le dynamisme infectieux est, seul,
immanent pendant les transformations cellulaires qui
succèdent à la fécondation.

L'action prophylactique de la vaccine, par contre,
modifie les dynamismes histologiques de telle sorte,
qu'ils deviennent réfractaires aux dynamismes ré-
gressifs de la variole.

L'hérédité de la prédisposition scrofuleuse est,

aussi, incontestable et n'a pas d'organites microscopiques qui puissent l'expliquer. Sa cause est inhérente aux épithéliums fécondants et aux cellules
ovariennes. Ces éléments, détachés des glandes qui
les sécrètent, leur empruntent leurs imperfections
dynamiques qui évolueront suivant la triple influence
de leur intensité originelle, de l'activité vitale ou des
âges et selon les conditions hygiéniques.

De même que la syphilis héréditaire peut être
abortive et mortelle, même après la naissance, si
aucun traitement n'est opposé à sa marche galopante ; de même qu'elle représente la prédisposition
héréditaire, dans la phase où elle a été transmise et
dans l'énergie de son pouvoir pathologique ; de même
que les causes anémiantes aggravent l'infection syphilitique ; de même que son pouvoir régressif s'atténue
à mesure que s'affaiblit, dans la vieillesse, l'activité
vitale ; ainsi le vice scrofuleux est modifié, dans son
évolution, par ses causes intrinsèques et extrinsèques.

L'adynamie régressive du chancre induré est
atténuée, dans les phases ultérieures de la syphilis,
par sa dilution dans l'organisme et par la résistance
des dynamismes cellulaires normaux. La dégénérescence humorale se localise dans les lésions mêmes
qu'elle détermine ; ces manifestations diathésiques
deviennent plus profondes mais plus rares. Elles
tendent, enfin, à disparaître avec la vieillesse. En
un mot, la syphilis, comme la scrofule, a une activité

solidaire de l'activité des forces vitales, solidaire
aussi de la qualité de leur pouvoir assimilateur.
Comme ces deux affections ont également un génie
régressif, leur association les aggrave l'une par
l'autre.

Elles sont originellement plasmatiques et l'adynamie régressive qui les caractérise exerce son influence
sur tous les principes du plasma sanguin, sans ex-
cepter les globules. Leurs lésions ganglionnaires, parenchymateuses et osseuses ne sont que des déterminations locales, favorisées par des embarras de
circulation lymphatique ou sanguine, dilatation vasculaire réflexe et régressive comme sa cause. D'autres
fois, un simple traumatisme suffit pour localiser les
effets du plasma pathologique.

Les solides sont ainsi infectés par les liquides ;
ainsi, les adynamies des forces assimilatrices sont
primitives, dans les maladies infectieuses, comme
dans les névroses.

Dans les affections du pouvoir réflexe, l'adynamie
nerveuse et musculaire est le symptôme fondamental ;
c'est aussi l'adynamie des forces nutritives qui est la
cause intrinsèque des dégénérescences régressives
des liquides et des solides.

Entre les phlegmons et les tumeurs blanches, les
ostéites suppurées et les caries, il n'y a qu'une différence d'activité morbide. L'entraînement régressif
est le même pour tous les éléments histologiques
envahis par les foyers chauds ou froids de suppura-

ration. Ici et là, toutes les formes élémentaires disparaissent par l'action dissolvante des globules purulents. C'est la forme adynamisante la mieux connue, mais elle ne saurait exclure les adynamies plasmatiques, bien qu'elles échappent au microscope.

Les forces physiologiques inhérentes aux principes digestifs émanent de sécrétions glandulaires comme les cellules génératrices ; quoique privés de forme histologique, les agents digestifs ne possèdent pas moins leurs dynamismes vivants, puisqu'ils transforment les forces alimentaires et les aliments, les rendent capables de continuer leurs transformations en lymphe, plasma et sérosité du sang, pour multiplier par l'assimilation les forces et les éléments cellulaires. De même, les dynamismes propres aux tissus, aux systèmes et aux organes qu'ils constituent, procèdent des forces vivantes inhérentes, partie à des formes temporaires, dans les globules et les leucocytes, partie dans la masse informe et liquide du plasma sanguin ou lymphatique. Or, si les liquides en circulation dans l'organisme sont réellement vivants, si leurs dynamismes peuvent être directement ou indirectement affectés par des forces pathogéniques, d'origine organique et privées de forme spécifique, les doctrines solidistes et parasitaires sont nécessairement incomplètes. La dynamique vitale, au contraire, qui donne la raison des propriétés physiologiques et pathologiques des solides, explique également les fonctions et les affections des fluides vivants.

Les virus, les liquides septiques et les venins transportés par la circulation n'ont pas de formes spécifiques et n'en revêtent pas pendant leur présence dans l'organisme. En admettant que le baccille du charbon ou du tubercule soient les agents des affections charbonneuses et tuberculeuses, le microscope n'a pas encore découvert dans le virus rabique, pas plus que dans le virus syphilitique, pas plus que dans les venins, de microzoaires ou microphytes pathogéniques. Quelle que soit l'étendue du domaine des découvertes futures du microscope, les espèces morbifiques ne sauraient donc être toutes ses tributaires; tandis que tous les agents, spécifiques ou non, sont tributaires du polydynamisme vital. C'est lui qui résiste, avec des fortunes diverses, à l'action régressive, lente ou rapide, des adynamies partielles ou générales, réflexes, plasmatiques et nutritives, issues de prédispositions héréditaires ou émanant de causes extérieures. En un mot, les maladies aiguës ou chroniques représentent la lutte des forces normales et solidaires de l'organisme avec les forces pathogéniques formelles ou non, actuelles ou latentes.

Les causes morbifiques n'exercent pas toutes une influence adynamique sur la nutrition. Les hypertrophies des tissus divers prouvent que les réactions vitales peuvent être hyperdynamiques. Ces activités anormales des forces cellulaires sont tantôt héréditaires, tantôt déterminées par un entraînement nutritif dépendant du travail ou, au contraire, d'une assimilation supérieure à la dépense, tantôt, enfin, d'une excitation du pouvoir multiplicateur des cellules. Les hypertrophies locales ou générales n'étant que des générations cellulaires exubérantes, embrassent aussi bien les globules du sang que les épithéliums multipliés par hyper-sécrétion pathologique.

Les hypertrophies lipomateuses ou graisseuses diffuses supposent une prolifération anormale et, partant, une suractivité des forces assimilatrices cellulaires. L'adiposité musculaire et les cellules adipeuses situées sous la première tunique des artères peuvent résulter aussi d'une prédisposition héréditaire, mais elles dénoncent, également, un défaut d'équilibre entre les réserves et les combustions. Les foies gras hypertrophiés par l'accumulation d'hydrocarbures graisseux se développent, à la fois, sous l'influence du repos et des aliments hydrocarburés ou hydrocarbonés. Mais la suractivité du dynamisme assimilateur des cellules adipeuses est la condition première des hypertrophies. Sans cette prédisposition héréditaire ou acquise, l'abondance, le choix des aliments et l'immobilité ne suffisent pas pour produire l'engraissement. Outre l'épargne adipeuse, il faut le concours du pouvoir transformateur des cellules démontré par l'hérédité.

Quant aux hypertrophies musculaires produites par le travail, elles ont la même raison physiologique que le développement parallèle de la myotilité.

La multiplication des épithéliums muqueux ou

cutanés résultant d'une irritation physiologique dénonce la suractivité sécrétoire des cellules dermiques. Elles forment, en s'accumulant, de véritables tuméfactions hypertrophiques. De même, dans la pléthore, la multiplication des globules et des principes plasmatiques du sang constituent une variété hypertrophique dans l'acception radicale du mot, qui n'est intelligible physiologiquement qu'à l'aide du dynamisme transformateur inhérent aux liquides organiques.

Les hypertrophies de la rate résultent, à la fois, de la multiplication des cellules fixes et des leucocytes. Les congestions déterminées par la fièvre intermittente, par exemple, favorisent cette prolifération en surexcitant le travail nutritif splénique.

En résumé, que les dynamismes assimilateurs aient une activité primitive ou acquise, qu'elle se développe anormalement en multipliant les éléments organiques, et que l'épargne l'emporte sur la dépense des principes nutritifs, ce défaut d'équilibre entraîne une accumulation hypertrophique, locale ou générale, des cellules constitutives des solides ou des fluides vivants et suppose une suractivité des forces nutritives. A *fortiori,* quand les dynamismes névro-musculaires ne dépensent pas régulièrement les forces et les substances alimentaires, les principes nutritifs s'emmagasinent-ils, non-seulement sous forme adipeuse, mais saline, phosphatique, uratique, oxalique et calcaire? Quand les calculs, les graviers et les

sédiments qui relèvent de causes multiples, résultent d'un excès, dans l'organisme, des principes qui
les constituent, ils se rapprochent des adiposités; à
preuve, la substitution des sels calcaires aux hydro-
carbures graisseux sécrétés par les cellules adipeuses
des artères. Les athéromes sont donc aussi des
aberrations hypertrophiques comme les lipomes. En
somme, les hypertrophies, en général, sont produites
par des *hyperdynamies* nutritives.

———

TROISIÈME PARTIE

THÉRAPEUTIQUE DYNAMIQUE

> La thérapeutique est la science des rapports des dynamismes curatifs avec les affections du polydynamisme vital.

Si le polydynamisme vital, réflexe et nutritif est le principe générateur et conservateur de l'organisme, si la solidarité harmonique des fonctions dépend de ce principe à formes multiples, si ses lois physiologiques s'imposent à la pathologie et si enfin toutes les causes de maladies déterminent des réactions dynamiques, réflexes ou nutritives, et que les symptômes et les lésions ne soient que des expressions variées du conflit des forces morbifiques et des forces vivantes, il est probable que l'action des agents médicinaux, sur l'organisme malade, sera aussi de nature dynamique. Nous allons essayer de le démontrer.

Sauf quelques remèdes qui agissent directement, par leurs propriétés physiques ou chimiques, sur les liquides et les gaz gastro-intestinaux et sur les urines pathologiques, sauf certains topiques, presque tous les médicaments exercent une action dynamique sur l'organisme malade. Les diurétiques et les anurétiques, les purgatifs et les anticatartiques doivent la plupart de leurs effets à des réactions réflexes. Les éliminateurs des hôtes étrangers rétablissent aussi indirectement l'harmonie des actes réflexes et nutritifs, en supprimant la cause des symptômes; tandis que les agents réparateurs restaurent directement les éléments et les forces organiques en souffrance. Enfin, les affections nombreuses, essentielles ou symptomatiques du pouvoir réflexe, ou d'une partie de ses principes constitutifs, vont servir de démonstration première de l'action dynamique des médicaments sur le polydynamisme vital.

Les modificateurs des actes pathologiques réflexes se distinguent, selon qu'ils affaiblissent ou abolissent et selon qu'ils stimulent ou surexcitent la sensibilité.

Nous étudierons, après eux, les agents qui modifient, les uns la motricité, les autres la myotilité, et nous verrons que leur action dynamique n'est pas moins positive, bien qu'elle soit plus limitée que celle des remèdes qui exercent leur influence sur la trilogie pathologique du mécanisme réflexe.

Parmi les sédatifs réflexes, les antispasmodiques correspondent aux symptômes qui dénoncent l'adynamie sensitive au degré le plus léger. On confond souvent, à tort, avec les antispasmodiques des infusions ou des liqueurs carminatives, par exemple, parce qu'elles dissipent certains spasmes, en stimulant les viscères intestinaux. Mais la stimulation est précisément l'inverse de la sédation spasmodique. Celle-là est clairement représentée, sinon par les fleurs anodines de tilleul ou d'oranger, du moins par les anesthésiques dilués. L'anesthésie est le premier effet de ces agents administrés sous forme de gaz, de vapeurs ou de liquides, à haute ou petite dose. Avec l'insensibilité générale, disparaissent les réflexes physiologiques cérébro-spinaux et les réflexes pathologiques. Le mécanisme est le même pour les anesthésiques thérapeutiques.

Leur usage répandu en Angleterre, pour atténuer les douleurs de l'accouchement, et leur emploi dans la plupart des graves opérations chirurgicales, a permis de constater, d'accord avec les expériences physiologiques, qu'après une première période d'excitation cérébro-spinale et sympathique, la sensibilité sensorielle, intellectuelle et morale s'évanouit, accompagnée de la résolution des forces motrices et contractiles. A mesure que disparaît la sensibilité générale, les fonctions respiratoire et circulatoire se ralentissent parallèlement et réflètent les degrés divers de l'anesthésie.

Le pouvoir réflexe est atteint dans son principe primordial, par les anesthésiques. Leur action est purement dynamique. Elle résulte de l'impression immédiate des molécules d'éther ou de chloroforme sur les forces sensitives. Transportés hors des vaisseaux, par le sérum du sang, les agents

10

anesthésiques neutralisent par contact les centres sensitifs. Le mécanisme est le même que pour les narcotiques. Les forces réflexes sont directement déprimées, sinon anéanties, par le dynamisme de ces agents médicinaux; tandis que les anesthésies frigorales, thérapeutiquement localisées, sont des syncopes nerveuses, déterminées par une constriction vasculaire complète, l'assimilation des forces sensitives et motrices étant suspendue parce que les nerfs sont, momentanément, isolés de la circulation capillaire.

Les sédatifs nerveux sont d'un usage fréquent, dans les névroses, les névralgies continues ou intermittentes et contre les douleurs même symptomatiques. Nous allons voir que leur action thérapeutique s'exerce, directement ou indirectement, sur l'élément sensitif du pouvoir réflexe.

Commençons par les névroses vésaniques et suivons l'ordre général établi dans le chapitre précédent.

L'analyse étiologique et symptomatologique de la folie conduit à cette conclusion, que tous les délires résultent d'une affection de la sensibilité physique ou morale ou intellectuelle, et souvent de ces formes associées. Les délires passionnels nous ont présenté, à l'état d'ébauche, les délires vésaniques.

Indépendamment des causes pathogéniques, il existe, chez tous les délirants, une impressionnabilité anormale, qui devient de l'excitabilité avant d'aboutir au délire. C'est pendant ces phases prédisposantes que l'hyperesthésie générale est manifeste et que la sédation, sous toutes les formes, est indiquée. Après avoir éloigné les causes occasionnelles, qui sont presque toujours des habitudes vicieuses, il faut rectifier les impulsions sensitives, viscérales et cérébro-spinales. On a recours aux sédatifs appropriés aux formes particulières. Parmi les plus puissants, nous analyserons les effets de la médication intellectuelle et morale, de la médication physique et de l'action des médicaments sédatifs; nous verrons que l'action de tous ces agents est de nature dynamique.

Telle est l'influence exercée par l'éducation et telle est l'influence que devraient exercer les pénitenciers sur les criminels. La cure du mal moral n'est pas moins difficile que celle des aliénés. Si la perversion est une affection plus grave que la perversité, l'association de l'intelligence aux impulsions criminelles émanant d'une dégradation de la sensibilité morale, rend fort longue et souvent douteuse la guérison des pervers; elle est plus qu'incertaine chez les fous criminels et même chez les criminels atteints d'idiotie sentimentale héréditaire.

Mais, s'il est un espoir d'améliorer, sinon de guérir, ces imperfections natives, c'est en leur opposant des habitudes et des mobiles qui rectifient les aberrations de leur sensibilité morale.

La perversion sensorielle, intellectuelle et morale des fous est une affection plus profonde; mais les malades, en général, désirent guérir, et c'est une condition favorable au traitement.

Nous parlons, évidemment, des manies et des monomanies curables. Qu'ils les désirent ou qu'ils les repoussent, les fous trouvent dans les douches et les bains froids le plus puissant des sédatifs. Mais on doit les approprier aux cas particuliers. Quand le délire est aigu et l'agitation grande, les douches seules peuvent déprimer l'excitation générale. Quelle que soit la forme fondamentale de la folie, si le monomaniaque même est surexcité, le délire devient général et incohérent. Les idées et les sentiments prédominants n'apparaissent clairement que lorsque le délire perd de son intensité. Or, il n'est pas d'agent dépressif plus prompt et plus sûr des surexcitations vésaniques que les douches froides, administrées sur la tête en averses d'intensité variée. Elles déterminent une constriction des capillaires cérébraux qui peut aller jusqu'à la syncope. Limitées à quelques minutes de durée, les douches constrictives produisent sur les centres perceptifs une sédation résultant de la raréfaction du sang, partant de la décongestion, et aussi de l'arrêt nutritif ou répateur des forces perceptives.

Quand les dynamismes intellectuels surexcités réagissent sur leurs vaso-dilatateurs, ils subissent la conséquence réflexe de leur propre activité. L'action constrictive des douches froides rompt ce cercle vicieux, pathologique. Mais indépendamment de l'effet vaso-constricteur, les douches froides agissent *directement* sur les centres perceptifs par l'impression du froid qui leur est transmise, et qui peut calmer dynamiquement l'hypéresthésie intellectuelle. En effet, la mémoire inhérente aux idées conserve leurs modifications thérapeutiques, comme elle conserve leurs formes délirantes.

Les douches froides appliquées à la tête sont donc, à la fois, sédatives par la constriction vasculaire et la décongestion qui en résulte, et par la sédation immédiate des idées *hypéresthésiées*. Cet effet résulte du conflit de l'éther calorique avec l'éther perceptif. Le froid déprime l'excitation, comme on abaisse la tension des vapeurs et des gaz, en abaissant leur température; comparaison imparfaite, toutefois, car les réactions des dynamismes vivants rayonnent par voie réflexe au delà des centres de perception. L'influence frigorale est, en effet, ressentie grâce à l'intermédiaire de la moëlle et du grand sympathique, non-seulement, par le système nerveux tout entier, mais particulièrement par les vaso-constricteurs et les viscères mêmes dont *l'hypéresthésie sentimentale* est associée au délire des idées. La sédation générale est donc la conséquence de la dépression produite par les douches froides sur l'excitation intellectuelle et morale, et, en même temps, sur l'excitation physique.

Il est des délires vésaniques de cause morale qui guérissent rapidement par cette médication *hypesthésiante*. Les délires alcooliques mêmes, aussi longtemps qu'ils restent essentiels, peuvent s'améliorer et guérir, si le traitement moral intervient dès qu'il est applicable.

Tout en diminuant leur nombre et leur intensité, les douches froides doivent être continuées pendant la médication verbale ; elles maintiennent la dépression des idées et des sentiments, pendant qu'on s'applique à les rectifier par la persuasion. Si les monomaniaques calmes résistent à la logique, les douches raisonnées, c'est-à-dire administrées comme un argument péremptoire, font souvent abandonner les conceptions délirantes. De concession en concession, on parvient à réformer le jugement. Il est des monomanies douces, caressées pendant de longues années par les malades, ne se compliquant pas de congestion cérébrale, qui cèdent à la thérapeutique verbale simple ou complétée par les douches. Un maçon se disant être le général *Catinat,* s'était couvert la poitrine de décorations burlesques qu'il avait faites avec de la tole et du fer blanc. Ce malade était, depuis près de trente ans, considéré comme atteint de délire de grandeurs. Étonné de l'absence de symptômes de démence, j'obtins l'abandon spontané de ces fausses médailles et la reconnaissance de leur inanité. Ce monomaniaque s'occupa utilement dans l'asile et sortit, après avoir recouvré, avec [la raison, un petit pécule qui avait presque quadruplé depuis son entrée à l'asile. Il indiqua, lui-même, la date du dépôt et la caisse qui l'avait reçu ; il rentra en possession de ses économies. Et sa guérison s'est

maintenue, nous en avons la certitude. De tels monomaniaques chroniques ne sont donc pas incurables,
malgré l'ancienneté du délire.

Un autre atteint de monomanie religieuse et se
croyant une mission providentielle avait abandonné sa
famille et vivait sur une montagne de la Creuse, en plein
air, dans une attitude presque toujours contemplative.
Interné dans notre asile départemental, il s'isolait des
autres malades et restait constamment dans l'immobilité, les regards fixes. Il gardait pendant des heures
la position, quelle qu'elle fut qu'on faisait prendre à
ses membres et à sa tête, et gardait un silence
absolu. A première vue, je le pris pour un cataleptique, mais à force de l'interroger, j'appris de lui
quelles étaient ses conceptions. Il résista à toute
démonstration, se renferma dans un mutisme absolu.
Je le fis marcher malgré lui, en le faisant entraîner
par les bras ; après quelques heures de cet exercice,
il marchait lentement, seul, mais s'arrêtait dès que
j'étais présent. Je le fis doucher, en lui expli-
quant que ce traitement durerait aussi longtemps que
sa résistance. Il se décida enfin à marcher seul et à
se promener, me remerciant d'avoir vaincu son opiniâtreté. « Je renonce, dit-il, à la mission que je
» croyais avoir ». L'impassibilité plus que stoïque de
ce malade est exceptionnelle. Exercé à une inertie volontaire, que la douche seule a pu vaincre, il offrait
les apparences d'un cataleptique parce qu'il apparte-
nait tout entier à l'idée fixe de s'immobiliser pour

s'isoler. La pose statique, qui lui était habituelle, résultait d'une conception délirante et avait pour foyer dynamique la sensibilité perceptive. La fixité des idées et l'immobilité volontaire qui en est l'expression est aussi bien un état pathologique réflexe que les autres formes de névroses mentales. Exemple ce paysan auquel on a persuadé qu'un *sort* a été jeté dans son étable et qui passe les nuits à frictionner une de ses vaches malades avec un remède conseillé par une sorcière; ce paysan, dis-je, désespéré, perd le sommeil et menace de tuer le voisin qui l'a ensorcelé; arrêté par les gendarmes et attaché, il est conduit dans l'hôpital le plus proche, d'où il s'évade. Saisi de nouveau, il est conduit à l'asile départemental, et furieux, les sclérotiques complètement voilées par une double ecchymose congestive, il est aussitôt placé sous la douche. Le second jour l'excitation disparaît; le troisième, la camisole est enlevée; à la fin de la semaine, le malade raconte toutes les circonstances qui avaient déterminé son délire; reconnaît sa sottise d'avoir crû au sort et à la sorcière, et, n'offrant plus la moindre trace de délire, ayant recouvré le sommeil, l'appétit, ses sentiments conjugaux et paternels, il ne tarde pas à rentrer dans sa famille, où il vaque à ses travaux ordinaires.

Quelle que soit la solidité de cette prompte guérison, il ne reste pas moins constant que les douches froides ont dissipé le délire le plus furieux.

Or, que l'hypéresthésie des idées et des sentiments

détermine une manie aiguë et que tout l'organisme réagisse avec violence, en un mot, que tous les actes cérébro-spinaux soit pathologiquement réflexes, chez notre paysan, c'est incontestable; tous les symptômes en sont la preuve.

Quoique statique, la forme du délire du monomaniaque précédent n'a pas d'autre mécanisme.

Que l'on analyse tous les aliénés calmes ou agités, et l'on y trouvera, sous forme hypéresthésique ou hypodynamique, des réactions réflexes de la sensibilité physique et de la sensibilité intellectuelle et morale.

La thérapeutique en donne la démonstration comme nous l'avons vu. La médication frigorale et verbale exercent leur action dynamique sur la sensibilité d'abord, et sur les mouvements ensuite. Ces forces médicatrices agissent directement sur les dynamismes perceptifs et sensitifs, en général. L'action dépressive est immédiate. Les vaso-moteurs réagissent de même; leur constriction suppose une impression préalable, et la raréfaction du sang, dans les capillaires directement ou sympathiquement impressionnés par le froid, explique en partie la sédation mentale; mais la sensation frigorale perçue *déprime immédiatement,* comme nous l'avons expliqué déjà, l'exaltation des idées et des sentiments associés, en *hypesthésiant* les centres de perception et leurs fonctions.

Cette sédation directe de toutes les formes con-

vulsives s'obtient d'ailleurs avec des sédatifs divers.
Que l'on fasse respirer des vapeurs de chloroforme à
un cataleptique, et l'on verra disparaître la rigidité
musculaire, au fur et à mesure que l'action anesthé-
sique se produira. Or, le premier effet des agents
anesthésiques est l'insensibilité.

Le chloral administré à deux jeunes filles épileptiques permet d'analyser clairement cette action. Les
attaques convulsives étaient à peu près quotidiennes.
L'épilepsie était essentielle. Trois grammes de chloral
administrés, matin et soir, firent disparaître les convulsions en moins de huit jours. Elles avortèrent et
furent remplacées, pendant la seconde semaine, chez
l'une, par des pulsations de l'aorte abdominale,
chez l'autre, par des vertiges, tous symptômes précurseurs ordinaires des attaques. A la fin de la troisième semaine, ces deux malades étaient guéries.
Or, les sensations prémonitoires qui cèdent, enfin, au
chloral ne prouvent-elles pas le mécanisme anes-
thésique du remède?

Les dynamismes sensitifs et *hypesthésiants* sont
seuls en jeu. La nature réflexe des symptômes épileptiques est aussi évidente, dans ces deux cas de névrose essentielle, que le dynamisme de l'agent thérapeutique.

Le mécanisme pathologique des délires instinctifs
et l'action dynamique des agents qu'ils réclament,
justifient à la fois notre thérapeutique réflexe de la
folie. Jugé, avant ou après leur actes vésaniques,

l'état mental des fous instinctifs a souvent fait illusion
à la justice ; mais, malgré sa brièveté apparente,
le délire instinctif, privé de mobiles intéressés, se
distingue des passions criminelles. Le mal-entendu
serait moins grand entre les aliénistes et les juges
si l'analyse symptomatologique de la folie instinctive
était plus complète et si l'on tenait compte des prédispositions et des prodromes comme ils le méri-
tent. Nous renvoyons le lecteur à notre *Traité sur la
folie instinctive* pour le mécanisme de la symptomatologie réflexe. Les convulsions rhythmiques con-
firment le mécanisme dynamique réflexe de leur
traitement.

Une jeune fille atteinte de chorée générale, essentielle, grimaçant en agitant la tête, crachait les aliments au moment de la déglutition. Ses bras, ses
mains et ses doigts étaient rhythmiquement con-
vulsés ; sa marche saccadée et à direction involon-
taire dénonçait une chorée générale, qui avait
envahi jusqu'à l'expression verbale de ses pensées ;
il n'existait aucun délire, mais l'hyperesthésie de la
sensibilité intellectuelle et morale était extrême. Dès
qu'on adressait la parole à cette jeune malade, son
visage rougissait et l'idée de marcher ou de donner
la main exagérait ses convulsions.

Celles-ci diminuèrent progressivement sous l'influence de bains *frais* quotidiens, de deux à trois
heures de durée. Les religieuses étaient frappées de
la sédation produite par l'eau froide. Mais comme

cet avantage diminuait pendant les heures suivantes, je fis prendre 6 grammes de bromure de potassium, en deux fois, matin et soir.

Quinze jours après le début de ce traitement, notre choérique marchait régulièrement, en comptant tout haut, une, deux, une, deux, etc... Elle s'exprimait sans bégayer, me donnait la main sans hésitation, la serrait avec une énergie volontaire, buvait, mâchait et avalait sans difficulté et s'occupait, comme infirmière, au service des autres malades.

Le bromure de potassium l'avait anesthésiée si bien, qu'on pouvait la pincer sans qu'elle en souffrit. Les tracés rayés, faits sur son bras avec une tête d'épingle, déterminaient de la pâleur à laquelle ne succédait que lentement une légère rougeur. Les vaso-moteurs, aussi bien que les nerfs cérébro-spinaux avaient éprouvé l'influence dépressive du bromure de potassium sur leur sensibilité, sédation commencée par les bains frais et réglée par l'exercice des mouvements volontaires.

Sous l'influence de cette triple action hypesthésiante et régulatrice de la tonalité sensitivo-motrice, l'hypéresthésie des centres nerveux disparut. Mais comme le dynamisme thérapeutique du bromure de potassium est aussi incontestable que celui du chloral, et que celui du froid et de la volonté active, nous sommes en droit de conclure que le traitement a opéré dynamiquement sur le pouvoir réflexe dynamiquement affecté, sous une forme hypéresthésique, rythmiquement convulsive.

En résumé, la thérapeutique confirme les conclusions tirées de la pathologie des névroses convulsives, conclusions préparées par la physiologie des fonctions d'innervation. Nous avons démontré dans tous les actes intellectuels, moraux et volontaires le rôle prépondérant de l'élément sensitif et initial, et nous avons dû donner aux actes réflexes un sens plus étendu et justifié par la nécessité commune à tous les mouvements d'émaner d'une sensation, perçue ou non perçue, d'une sensation instinctive ou réfléchie, d'une perception actuelle et préalable, d'une idée ou d'un sentiment ancien et prédominant, d'un phénomène sensitif, enfin, provocateur de l'excitation motrice et contractile.

Ces données physiologiques nous ont permis de comprendre toutes les affections dont peut être atteint le pouvoir réflexe, dans les névroses convulsives toniques, statiques et rhythmiques. Les vésanies incohérentes aussi bien que les monomanies les plus fixes se sont réduites à des affections du pouvoir réflexe, pris dans son acception la plus générale et la plus logique.

Nous avons vu, enfin, le polydynamisme réflexe directement ou indirectement modifié par le polydynamisme thérapeutique. Mais que, dans la démence et la paralysie générale, les pouvoirs réflexes et nutritifs s'abolissent progressivement, ou qu'ils avortent par arrêt de développement, comme chez les idiots et les imbéciles, la thérapeutique est, également, impuissante devant des lésions irrémédiables ou des atrophies des centres nerveux.

Il en est de même des aberrations régressives ou hypertrophiques, transmises par prédispositions héréditaires ou acquises, soit par des influences hygiéniques dépressives du polydynamisme nutritif, soit par des réflexes cérébraux, sympathiques, viscéraux et vaso-moteurs qui pervertissent les fonctions de nutrition ; véritables névroses organiques aboutissant aux régressions tuberculeuses ou cancéreuses, encéphaloïdes et squirrheuses.

Ces délires dépressifs des fonctions d'assimilation et de régénération cellulaire normale ont pour contre partie les délires d'activité prolifère des cellules épidermiques, épithéliales, adipeuses, osseuses, nerveuses, musculaires et fibreuses. Ces délires correspondent aux deux formes opposées d'excitation ou de dépression des vésanies.

Les folies proprement dites et les folies nutritives affectent, par voie réflexe, les forces organiques et troublent, à la fois, le polydynamisme vital dans ses foyers réparateurs et dans ses rapports harmoniques. Nous allons continuer la démonstration de cette solidarité par la thérapeutique des hystéries, de la chlorose, des névralgies et des fièvres intermittentes, qui serviront de transition au traitement des fièvres inflammatoires simples ou infectieuses.

Les folies hystériques et les hystéries épileptiques démontrent, malgré leur complexité, l'importance des indications sédatives qui résultent de leur nature polydynamique réflexe. Trop souvent négligées, comme réfractaires à la thérapeutique, ces graves névroses peuvent être rationnellement traitées, et quelquefois guéries, si elles sont accidentelles, récentes et essentielles. La marche aggravante de ces délires convulsifs peut être arrêtée en hypesthésiant, en temps opportun, l'hyperesthésie générale. En voici un exemple entre autres. Une femme de trente ans, de forte constitution, avait été atteinte de convulsions hystériques, à chaque menstruation, dès sa puberté. Elles ne disparurent qu'après son mariage, quand elle fut devenue mère. Elle resta très impressionnable, mais sa santé se rétablit et se maintint jusqu'à l'âge de trente-huit ans.

A dater de cette époque, elle fut en proie à une névrose qui revêtit trois formes distinctes. On lui dit qu'un chat, qui avait quitté sa maison depuis plusieurs mois était devenu enragé. Elle se souvint, aussitôt, qu'elle avait surpris, un jour, cet animal buvant du lait dans un vase servant à ses repas. Elle fut, dès lors, tourmentée par la peur de devenir hydrophobe. L'obsession de cette idée fixe dura un an et fut remplacée par l'impulsion presque irrésistible de tuer son fils, âgé de huit ans, et qu'elle aimait d'un amour maternel. Ce nouveau délire lui fut suggéré par le récit détaillé qu'on lui fit du meurtre d'un enfant par sa mère, dans un moment de folie. Craignant de ne pouvoir résister à l'idée terrible qui s'emparait d'elle, dès qu'elle voyait un couteau, notre névrosique envoya son fils chez ses grands parents.

Restée seule avec son mari, l'idée de se suicider s'empara de son esprit et la plongea dans la plus profonde tristesse. Elle redoutait de voir un instrument tranchant, et pleurait à sanglots en me racontant ses terreurs. Sa raison était entière, et malgré son affection pour son fils et pour son mari, elle tremblait, sans cesse, de céder à son idée de suicide. Cette obsession la tourmentait jour et nuit. Elle n'était pas hallucinée, mais elle *s'entendait* penser et discuter avec elle-même. Le plus léger bruit la faisait tressaillir; la moindre contradiction l'irritait. L'hyperesthésie était générale et menaçait la malade d'un acte réflexe fatal.

En somme, cette névrose polydynamique et polymorphe a gagné successivement tous les centres nerveux : la sensibilité physique et la sensibilité morale, les idées et les instincts. Ces derniers, quoique ébranlés, ont refusé de s'associer aux idées homicide et suicide qui sont devenues la forme mentale et principale de ces délires impulsifs.

La perversion hyperesthésique des idées et des sentiments instinctifs a été combattue par des douches froides, céphaliques, bi-quotidiennes, en arrosoir. Le centre perceptif acoustique a été hypodynamisé par la constriction réflexe des capillaires cérébraux; le dynamisme sédatif de 6 grammes de bromure de potassium par jour a garanti l'apaisement de l'hypéresthésie générale; des récitations opposées à chaque invasion de l'idée fixe ont détruit, enfin, son empire. Trois semaines ont suffi pour rétablir l'harmonie du polydynamisme vital à l'aide des dynamismes thérapeutiques appropriés.

« Je suis enfin délivrée, me dit cette malade, de l'idée de me tuer; elle a perdu sa force; je n'ai plus peur de moi quand je suis seule. J'en suis si heureuse que je ris, comme vous voyez, de mes anciennes terreurs. Je mange avec appétit et je dors bien; je ne suis plus la même personne. »

La guérison est encore parfaite, six mois après le traitement.

Lors même que l'hystérie ne trouble pas les instincts les plus puissants et la raison elle-même, elle affecte, à la fois, la sensibilité physique, intellectuelle et morale : les spasmes et les convulsions, les hypéresthésies et les anesthésies locales et mobiles, les illusions et les dépravations des sens, les fantaisies de l'imagination, les rires et les larmes, les raisonnements contradictoires et les actes les plus irréfléchis en sont la preuve.

Bien que l'utérus et ses annexes soient le siège de l'hypéresthésie hystérique, elle gagne successivement les viscères innervés par le grand sympathique, et détermine les spasmes précurseurs des convulsions; l'excitation des pouvoirs réflexes de la moëlle et du cerveau réalise enfin l'attaque convulsive : tous ces

11

phénomènes résultent de la solidarité réflexe des centres nerveux.

Au lieu d'émaner directement de l'utérus, l'orage nerveux peut être provoqué par les idées et les sentiments. L'impressionnabilité générale réagit également sous l'influence d'une impression interne ou externe. L'émoi de la sensibilité peut résulter, enfin, de l'excitation d'une hypéresthésie quelconque.

L'hypéresthésie, sous toutes ses formes, est donc le symptôme fondamental de l'état hystérique.

Voilà pourquoi tous les traitements sédatifs ou hypesthésiques sont mis en œuvre contre cette affection. Les antispasmodiques, les narcotiques, les bains, les exercices physiques, hypesthésient, en effet, l'hypéresthésie générale et rétablissent les rapports normaux de la sensibilité avec la motricité et la myotilité.

L'hypéresthésie des hystériques est entretenue par les symptômes mêmes qui épuisent les réserves sensitives, et irritent, conséquemment, la sensibilité, tandis que ce symptôme est produit en outre, chez les chloro-hystériques, par la réparation insuffisante des forces sensitives. En général, non-seulement toute impressionnabilité, tout spasme, toute convulsion essentielle, mais la chorée sénile et la titubation infantile, comme les hypéresthésies sensorielles, intellectuelles et morales de la plupart des malades et des convalescents, sont des phénomènes hypéresthésiques avec hypodynamie motrice et contractile.

Le traitement de l'hystérie simple doit donc être avant tout hypesthésique de la sensibilité générale. Les agents dynamiques qu'il réclame modèrent directement la dépense des forces sensitives. Les hypesthésiques agissent en petit, à la manière des anesthésiques. Les premiers règlent les actes réflexes, en économisant les pertes de la sensibilité et en permettant à la nutrition dynamique de les réparer; tandis que les anesthésiques neutralisent passagèrement les forces sensitives. Dans les deux cas, le mécanisme est le même; il y a opposition plus ou moins complète des dynamismes thérapeutiques aux dynamismes pathologiques ou physiologiques.

La statique mécanique des forces vivantes a, comme on voit, des lois parallèles à la statique des forces physiques.

Le traitement hypesthésique des névroses convulsives est donc à la fois sédatif et régulateur réflexe. Il est, en outre, indirectement réparateur, puisqu'il réduit la dépense des forces et favorise leur réparation nutritive.

Le traitement verbal des hyperesthésies intellectuelles et morales est aussi hypesthésique et régulateur; il ramène les idées, les sentiments et les instincts à leur tonalité et à leurs rapports normaux. Il est l'auxiliaire indispensable des agents thérapeutiques dont il interprète l'action aux malades, pendant qu'il communique ou impose l'harmonie à leurs pensées et à leurs actions, comme nous l'avons montré pour les névroses statiques, rhythmiques, vésaniques et instinctives, soumises à ce traitement complémentaire.

La chlorose copulée avec l'hystérie aggrave les symptômes hypéresthésiques, parce que les éléments organiques sont insuffisants pour réparer l'épuisement des forces sensitives et des dynamismes réflexes, en général.

Aussi bien le traitement de la chloro-hystérie doit-il être à la fois dynamisateur et hypesthésique ; il doit élever le ton de toutes les forces, en activant les fonctions de nutrition, et il doit modérer et régler les dépenses sensitives qui ne sont pas utilisées dans des actes réflexes normaux.

Quoique le traitement de la chlorose simple utilise aussi les hypesthésiques, il vise surtout la réparation des forces générales affaiblies dans cette névrose. L'hypodynamie des centres nerveux est le symptôme prédominant ; c'est de lui qu'émanent tous les troubles réflexes, qui n'épargnent pas plus les fonctions intellectuelles et morales que les fonctions organiques, en général. La nutrition est languissante parce que les forces nerveuses sont atoniques et parce qu'elle ne reçoit pas elle-même assez de matériaux réparateurs pour dynamiser les systèmes nerveux et musculaires.

Les toniques amers et les aliments substanticls, les ferrugineux et l'exercice mesuré au dehors, les agents qui activent directement les fonctions digestives, comme ceux qui multiplient les globules et enrichissent le sang des sels et du plasma nécessaires à l'assimilation, toute cette thérapeutique et cette hygiène n'ont d'autre but que de rendre aux éléments histologiques leurs dynamismes normaux et de rétablir, conséquemment, les fonctions réflexes et harmoniques des systèmes et organes qu'ils constituent.

Il s'agit enfin de passer de l'hypodynamie générale et primitivement névrosique à la tonalité normale des forces, en usant concurremment des agents dynamisateurs et des hypesthésiques, ces derniers surtout au début du traitement.

Dans l'étude des névroses hystériques et chlorotiques, nous avons réservé les névralgies, afin de les examiner avec une attention particulière.

En effet, elles ne font pas seulement partie du cortège des symptômes névrosiques, elles peuvent exister isolément, sous les formes continues ou intermittentes ; elles s'offrent comme des espèces copulées avec les fièvres réglées ; elles sont enfin quelquefois symptomatiques. Examinons d'abord les névralgies essentielles ; l'analyse de leurs natures diverses indiquera les traitements différents qu'elles réclament.

Et d'abord, les hyperesthésies générales et locales sont, comme les névralgies, des affections de la sensibilité ; elles ne diffèrent que par le degré et la durée de l'excitation sensitive. Nous avons vu que les né-

vroses vésaniques et convulsives avaient un fond
hypéresthésique; les névralgies et les hyperesthésies
se rencontrent enfin simultanément chez les hystériques et chez les chlorotiques.

Or, ces troubles de la sensibilité reconnaissent
deux causes différentes. La première, commune à
toutes les excitations et à tous les délires, est
congestive réflexe; les centres sensitifs réagissent
sous la stimulation capillaire directe, comme sous
l'influence d'une excitation douloureuse périphérique. La seconde cause est consécutive aux excitations délirantes et convulsives; c'est l'hypodynamie sensitive hypéresthésique.

Les collapsus qui succèdent à toutes les excitations démontrent l'épuisement passager des foyers
dynamiques et expliquent les hyperesthésies générales consécutives. Les hypéresthésies locales,
les clous de l'hystérie, par exemple, et les *aura*
précurseurs des convulsions épileptiques ont aussi
une cause congestive, passive, mais résultant
de la dilatation parésique et passagère des capillaires nourriciers des racines sensitives hypéresthésiées.

Les spasmes capillaires des centres nerveux déterminent également, chez les chlorotiques, par un
mécanisme inverse, des hypéresthésies locales, mobiles, atteignant la tonalité douloureuse des névralgies. Or, ces névralgies spasmodiques dépendent
primitivement de la raréfaction des principes nutri-

tifs, cause immédiate de la langueur de l'assimilation dynamique. Réciproquement les anesthésies
sensorielles, les spasmes viscéraux, l'impressionnabilité générale, en un mot, toute la symptomatologie réflexe des chlorotiques tend à réagir
sympathiquement sur les capillaires nourriciers de
l'innervation; de là les hypéresthésies, des racines
nerveuses qui ont été le plus épuisées ou hypody-
nanisées.

Les névralgies chlorotiques peuvent être, en outre,
symptomatiques de l'hydrémie. L'infiltration séreuse
du tissu cellulaire névrilematique est aussi rationnelle que les divers œdèmes déterminés par la
cachexie chlorotique.

De même, dans les névralgies rhumatismales,
pourquoi la cause pathogénique qui affecte avec
prédilection les membranes séreuses n'atteindrait-
elle pas les éléments cellulaires des centres nerveux et des nerfs? Pourquoi seraient-ils plus
exempts d'exsudation rhumatique que les séreuses articulaires? Les névralgies rhumatismales aiguës sont accompagnées de rougeur, de chaleur
et, souvent, d'œdèmes symptomatiques de congestions fébriles, locales des capillaires. Pourquoi
l'œdème nerveux ne s'ajouterait-il pas à la compression congestive? La solidarité circulatoire des
capillaires, des lymphatiques et des tissus cellulaires et séreux expliquerait les infiltrations de séros-
sité dans les cellules ambiantes des éléments ner-

veux. La chronicité des névralgies rhumatismales se comprend, enfin, aussi bien par la persistance de cet œdème cellulaire, que la chronicité du rhumatisme articulaire par le défaut de résorption des épanchements séreux.

L'intermittence des névralgies démontrerait l'absence d'exsudation nerveuse; elles s'expliqueraient par des congestions fébriles, locales, réfléchies des nerfs impressionnés aux capillaires, dont la compression pulsative aggrave les douleurs névralgiques.

Telles sont les variétés étiologiques des névralgies dites essentielles. Cette analyse nous permettra de comprendre leurs rapports avec certaines névropathies symptomatiques; elle permet aussi de leur appliquer une thérapeutique rationnelle, comme nous l'avons fait pour les névroses. Ici et là, l'hyperesthésie est le symptôme fondamental; il impose le choix des hypesthésiques. En effet, nous avons vu les douches froides, le bromure de potassium, le chloral, le chloroforme, la médication verbale, les exercices physiques déprimer les délires, les excitations, régler le ton et régulariser les rapports des idées, des sentiments, des sensations et des instincts; les monomanies statiques même ont justifié le traitement hypesthésique. La même médication appliquée aux névroses convulsives essentielles, toniques, cloniques ou rhythmiques a donné des résultats satisfaisants.

Seules les névroses vésaniques et convulsives

symptomatiques sont réfractaires à une thérapeutique purement dynamique. Mais, les hypéresthésies viscérales essentielles, qui sont aux angines
de poitrine ce que sont les *aura* aux épilepsies, les
hypéresthésies éclamptiques, les convulsions hypéresthésiques des enfants et les incontinences spasmodiques d'urine, qui reconnaissent la même cause,
en un mot, toutes les hypéresthésies réflexes réclament les hypesthésiques. Pour les névralgies de
la chlorose, malgré l'usage des réparateurs dynamiques, il faut, quelquefois, produire directement
la sédation par des piqûres de morphine; les vésicatoires même peuvent être nécessaires. Ils sont,
presque toujours, indispensables contre les névralgies continues rhumatismales; la révulsion doit être
dérivative de l'*œdème nerveux*. La quinine, enfin,
prévient le retour des névralgies périodiques en
hypesthésiant la sensibilité.

En résumé, toutes les affections nerveuses que
nous venons d'étudier ont pour symptôme fondamental l'hypéresthésie, et réclament l'usage des
hypesthésiques, des régulateurs dynamiques et des
dynamisateurs des pouvoirs réflexes et nutritifs.

Le dynamisme propre à chacun de ces agents
n'est pas plus difficile à démontrer que le mécanisme de leurs effets thérapeutiques. La médication verbale, par exemple, est impondérable, comme
les forces intellectuelles et morales qui impression-
nent médicalement les idées, les sentiments, les

sensations, les instincts et les actes pathologiques réflexes qui leur correspondent. Les douches froides agissent par le dynamisme de leur calorique sur les réflexes, en général. Les agents qui sont éliminés plus ou moins rapidement de l'organisme, comme le bromure de potassium, la quinine, la morphine, la cantharidine, produisent leurs impressions dynamiques par simple contact. Ainsi, la vésication déterminée par la cantharidine résulte de son irritation congestive réflexe des capillaires et exsudative des lymphatiques. Avant leur oxidation, dans la traversée circulatoire, les hydrocarbures simples ou chlorés, l'éther, le chloral et le chloroforme trahissent leurs propriétés dynamiques par l'hypesthésie ou l'anesthésie immédiate. Le fer et les réparateurs organiques, eux-mêmes, sont, enfin, dynamisateurs, bien qu'ils soient préalablement assimilés, puisqu'ils concourent à la restauration des forces vivantes.

Le dynamisme des agents employés dans la thérapeutique des névroses et des maladies nerveuses est donc aussi évident que le dynamisme symptomatologique réflexe de ces affections.

La transition des névralgies aux fièvres intermittentes est aussi naturelle pour leur thérapeutique que pour leur symptomatologie. Nous suivrons ensuite l'ordre que nous avons établi. Les maladies inflammatoires simples ou copulées, aiguës et chroniques, les fièvres continues infectieuses, les affections éruptives fébriles et apyrétiques, les intoxications et les maladies parasitaires, nous montreront, successivement, l'action dynamique des agents mis en œuvre pour rétablir l'harmonie réflexe du polydynamisme vital.

Et d'abord, nous savons que les fièvres intermittentes simples *a frigore,* et celles même qui sont doublées d'infection palustre, se composent de stades réactionnels de l'impression pathogénique première. La sensation périphérique constrictive, déterminée par un refroidissement brusque ou prolongé et d'où émanent les autres symptômes, est réfléchie de la peau à la moëlle, au cerveau et au grand sympathique vasculaire et viscéral. L'horreur frigorale, généralisée est suivie de réactions de chaleur et de sueur qui en sont les corollaires.

La sensation frigide primitive, d'où découlent, par voie réflexe, tous les symptômes, est une sorte de névrose fébrile. En effet, la périodicité des fièvres réglées s'explique par la mémoire des systèmes nerveux myélique et ganglionnaire. Bien plus, le retour spontané du frisson initial d'un accès est une véritable hallucination pareille à celle des névroses cérébrales. La chronicité est alimentée, dans les *névroses intermittentes fébriles,* comme dans les névroses apyrétiques, par l'hyperesthésie intellectuelle, morale et instinctive, pour les premières, par l'impressionnabilité au froid, pour les secondes. Les symptômes réflexes des névroses cèdent à l'action des hypesthésiques, de même, la série symptomatologique réflexe des fièvres réglées avorte sous l'influence sédative ou hypesthésique de la quinine. Elle dissipe enfin la prédisposition frigide, en maintenant la tonalité vasculaire normale chez les fébricitants et dans les régions mêmes atteintes de névralgies intermittentes. Voilà pourquoi la quinine paraît thermogénique, quoiqu'elle ne soit qu'hypesthésique réflexe des stades intermittents.

Les fièvres intermittentes ne sont pas seulement graves par leur chronicité et leurs formes pernicieuses ou larvées, mais par leurs accouplements et particulièrement par leurs *copulations* fréquentes avec les maladies inflammatoires *a frigore*. Complications insidieuses des convalescences, elles sont souvent un élément de malignité difficile à diagnostiquer, à travers les symptômes fébriles de la pneumonie, par exemple. Le médecin, prévenu contre la double action de l'agent frigoral, reconnaît l'élément intermittent par les redoublements fébriles et l'aggravation inattendue ou inexplicable des lésions, dans le cours normal de la maladie. La quinine seule assure les résultats du traitement anti-phlogistique, en supprimant les congestions intermittentes. Elle hypesthésie la névrose frigorale, pendant que les contre-stimulants hypodynamisent les réactions cardiaques et pulmonaires. Les émissions sanguines sont hypodynamisantes des symptômes réflexes inflammatoires, parce qu'elles sont décongestives et résolutives.

L'action des vésicatoires est révulsive et dérivative réflexe ; la sédation névro-musculaire des antimoniaux est dynamique ; la crise sudorale est dilatatrice réflexe, dérivative et sédative, à la fois. En un mot, toutes ces médications exercent, directement ou indirectement, une influence hypesthésique réflexe sur les symptômes et les lésions qui résultent des réactions inflammatoires de la sensibilité organique.

En d'autres termes, les émissions sanguines affaiblissent les pouvoirs nutritifs et réparateurs des dynamismes réflexes excités par les foyers d'irritation inflammatoire ; elles affaiblissent, en outre, l'impulsion réflexe cardiaque, diminuent la pression intravasculaire et favorisent la résorption des exsudats sanguins et lymphatiques ; elles sont donc hypodynamisantes. Les vésications sont produites par l'irritation directe des réflexes capillaires et lymphatiques, et l'exsudation des vésicants est elle-même dérivative locale et résolutive réflexe de l'inflammation voisine. Les antimoniaux hypodynamisent directement les centres réflexes circulatoire et respiratoire ; la dérivation sudorale enfin, qui résulte de la congestion réflexe des glandes sudoripares, est aussi sédative. En somme, tous les agents employés ont exercé leurs propriétés hypesthésiques et hypodynamiques sur des pouvoirs réflexes pathologiquement excités.

Le traitement des bronchites capillaires vise, à peu près, les mêmes indications que celui des pneumonies; il les remplit par l'hypodynamie des réflexes inflammatoires, pulmonaires et cardiaques fébriles.

Contre les bronchites catarrhales aiguës, on use, particulièrement des antimoniaux et de l'ipéca, à doses vomitives ou nauséeuses. Le premier effet est obtenu par l'excitation du pneumo-gastrique, dont l'impressionnabilité s'émousse sous l'influence de doses fractionnées. La tolérance, ainsi obtenue, hypodynamise les réflexes myéliques, en général, y compris les réflexes cardiaques. Administrés à petites doses éloignées, l'émétique et l'émétine stimulent, au contraire, les bronches et leurs follicules muqueux. Cette excitation réflexe et constrictive diminue la congestion folliculaire et, conséquemment, les excrétions muqueuses, sanguinolentes et purulentes des bronchites catarrhales chroniques. Simultanément, les réflexes bronchiques sont excités et favorisent l'expulsion.

Dans les bronchites aiguës rubéoliques, on utilise les contre-stimulants réflexes, mais leur phase catarrhale réclame, comme le catarrhe de la coqueluche, la stimulation réflexe vomitive et nauséeuse. Les balsamiques et les résineux sont aussi des stimulants réflexes, utiles dans les affections catarrhales.

Secondées par les boissons émollientes, ces médications antiphlogistiques s'appliquent aux laryngites et aux amygdalites, et déterminent la sédation des réflexes inflammatoires et des symptômes qui leur sont associés. La toux fatigante, entre tous les symptômes, cède enfin aux hypesthésiques réflexes.

Les phlegmasies pleurétiques et cardiaques cèdent, également, aux hypodynamisants de l'irritation réflexe des séreuses. Mais, indépendamment des indications sédatives de la réaction fébrile, les exsudations liquides et solides exigent l'emploi des vésicants, dont la révulsion nerveuse et la dérivation séreuse complètent les effets résolutifs des émissions sanguines, c'est-à-dire la résorption des épanchements et des sédiments fibrino-albumineux.

En résumé, les phlegmasies pulmonaires et cardiaques sont combattues, suivant les indications, par les excitants ou les hypodynamisants des réflexes vasculaires, dont l'irritation a déterminé des réactions fébriles, des congestions locales et des exsudats inflammatoires, symptômes et lésions d'origine dynamique réflexe dont triomphent les dynamismes thérapeutiques appropriés.

Les phlegmasies aiguës des organes digestifs offrent, aussi, des indications hypesthésiques réflexes directes ou indirectes; telles d'abord, les stomatites et les pharyngites simples, ou mercurielles, ou diphtéritiques, par exemple. Les premières cèdent aux émollients, aux émissions sanguines et aux vomitifs, dont la sédation antiphlogistique réflexe s'explique par l'impression hypesthésique des mucilages, des gommes et des boissons amylacées sur le derme muqueux en partie privé d'épithélium, par la détente vasculaire et par le retour, enfin, des capillaires et des lymphatiques à leur tonalité normale.

Les inflammations mercurielles disparaissent, avec leur cause, par l'usage de lixiviants ou éliminateurs spéciaux; tels que le chlorate de potasse et l'iodure de potassium. Le premier de ces sels flétrit, en outre, par contact, les algues qui pénètrent les follicules et le derme muqueux et produisent les exsudats membraneux et les ulcères diphtéritiques. La disposition de ces hôtes spécifiques est suivie de la résorption des stases inflammatoires sanguines et lymphatiques et du retour des réflexes vasculaires à leurs fonctions sécrétoires et nutritives.

L'action antiphlogistique de ces derniers agents est indirecte, comme celle des réparateurs dynamisants, comme celle des ferments digestifs, et comme celle des absorbants des acides liquides ou gazeux de l'estomac et de l'intestin; mais bien qu'indirectement, tous ces agents tendent à rétablir la tonalité centrale ou périphérique des pouvoirs réflexes en souffrance.

Les émissions sanguines, localement appliquées à la gastrite et à la gastro-entérite, opèrent la sédation inflammatoire, suivant le mécanisme que nous venons d'indiquer. De même, le simple pyrosis et la lientérie trouvent, indirectement, leurs remèdes dans les alcalins et les absorbants. Mais l'action des vomitifs est, au contraire, purement réflexe; quoique les purgatifs aient aussi un mécanisme réflexe, leur action thérapeutique est indirecte lorsqu'ils évacuent l'excès de bile qui irrite les réflexes intestinaux.

Les purgatifs ont tous un caractère commun dans l'impression excitante ou irritante qu'ils produisent sur les intestins. Les purgatifs dyalitiques et mécaniques ne déterminent, comme les drastiques, de flux intestinaux que par des réactions réflexes sécrétoires et péristaltiques. L'action purgative est proportionnelle aux propriétés et aux quantités des agents. Les petites doses des purgatifs salins sont absorbées, parce qu'elles stimulent trop légèrement l'impressionnabilité réflexe de la membrane muqueuse et celle des vaisseaux, des follicules et des glandes qu'elle renferme. En un mot, la réaction intestinale, sous l'influence des purgatifs, a le même mécanisme que la sécrétion salivaire et l'excrétion lacrymale qui s'exaltent par le simple contact d'un corps étranger quelconque.

Sous l'unité de ce mode réflexe, se trouvent de nombreuses variétés qui répondent à des indications locales et générales, particulières. Les système sanguin et lymphatique sont, indirectement, mais énergiquement atteints par la médication purgative; cette dérivation agit puissamment sur tous les dynamismes; elle est sédative et éminemment hypodynamisante. En un mot, indépendamment des nombreuses et diverses indications, évacuantes, stercorales, bilieuses, toxiques, dérivatives des congestions,

12

des œdèmes, des anasarques et des hydropisies, les purgatifs sont des régulateurs dynamiques des forces nerveuses et musculaires, des réflexes en général et des pouvoirs nutritifs.

La sédation obtenue par les opiacés, dans les entérites aiguës et les dyssenteries, aussi bien que l'excitation strychnique réclamée par les atonies réflexes de l'estomac et de l'intestin démontrent, enfin, le rôle considérable joué par les hypesthésiques ou les excitants des pouvoirs réflexes du tube digestif.

Le traitement des hépatites, des métrites, des cystites et des néphrites aiguës offre, à peu près, les mêmes indications. L'action du camphre, dans les cystites cantharidiennes, est encore plus directement sédative que celle des antiphlogistiques.

Les diurétiques dérivent aussi, par les urines, la congestion inflammatoire des reins. Le mécanisme thérapeutique de ces agents, quels qu'ils soient, repose dans leur impression réflexe sur les capillaires dont ils augmentent la réaction circulatoire, et partant, la pression sur les glomérules et les tubes excréteurs des urines. Les diurétiques les plus anodins ou les plus irritants stimulent, comme les laxatifs et les drastiques, la sensibilité des membranes muqueuses néphrétiques ou intestinales et excitent les réflexes glandulaires et folliculaires. Cette stimulation est suivie d'une réaction analogue à celle qui met en jeu les réflexes sécréteurs de la salive, du suc gastrique, du lait et du fluide séminal.

Le dynamisme réflexe des agents antiphlogistiques administrés contre la péritonite a été en partie
étudié.

Nous ne reviendrons pas sur le mécanisme des
déplétifs sanguins; mais on ne saurait trop insister
sur la révulsion dérivative exercée par les vésicants.
Elle détermine la sédation et la résolution inflammatoires, par la détente des capillaires sanguins et lymphatiques. Pendant que la vésication irrite les réflexes
superficiels et produit un flux de sérosité, elle dérive
vers la peau la congestion inflammatoire, exsudative du péritoine et rend aux réflexes vasculaires
irrités la tonalité constrictive qu'ils ont perdue
ainsi que leur pouvoir absorbant.

La glace, prophylactiquement employée contre les
péritonites traumatiques et chirurgicales, ne fait que
prévenir la dilatation inflammatoire des vaisseaux
sanguins et lymphatiques.

Elle agit, de même, contre les phlegmasies des
méninges. La constriction vasculaire produite par le
froid est sédative de l'inflammation des séreuses méningées, comme des congestions et des excitations
cérébrales. Le froid est sédatif réflexe des hypéresthésies essentielles, congestives et inflammatoires,
mais à la condition qu'il soit employé jusqu'au complet apaisement des symptômes.

L'affection typhoïde offre une transition naturelle
des phlegmasies aux fièvres éruptives, en raison de
son double génie infectieux et inflammatoire. Elle se

rapproche, cependant, plus des dernières que des pures phlegmasies, parce qu'elle est primitivement putride
et que les lésions inflammatoires ne sont qu'éruptives ;
mais la dothiénentérie devient, à son tour, un foyer
d'infection secondaire. Telle est, du moins, la doctrine que nous avons exposée et justifiée dans notre
*Traité spécial sur la nature, les causes et le trai-
tement de la fièvre typhoïde.*

La putridité générale affecte, à la fois, tous les
pouvoirs réflexes et nutritifs. Elle frappe l'innervation
et la myotilité d'adynamie et d'ataxie. Les dynamismes infectieux altèrent même les forces vitales des
principes essentiels immédiats du sang ; l'harmonie
des fonctions est, enfin, atteinte dans la solidarité
de ses foyers dynamisateurs et dans leurs rapports.
La thérapeutique doit donc d'abord s'inspirer de l'adynamie générale et ensuite des indications locales.

Les laxatifs visent ce double but. Ils affaiblissent
beaucoup moins que les émissions sanguines et évacuent beaucoup plus les principes infectieux. Leur
action antiphlogistique, douce et lente, permet d'en
user pendant la période éruptive et d'atténuer la
réaction fébrile. La laxation élimine la bile, dérive
la congestion inflammatoire des follicules intestinaux
et entraîne les issues infectes des ulcères. Elle est,
en somme, sédative des réflexes excités par la fièvre
et évacuante des principes infectieux. Les limonades
sont des auxiliaires utiles. Les révulsifs et les vésicants répondent aux congestions et aux inflamma-

tions locales. Dès que l'effervescence diminue, les toniques peuvent être, enfin, administrés de concert avec une alimentation sagement graduée.

En résumé, atténuer graduellement l'infection, ses symptômes et ses lésions, et relever lentement l'adynamie générale, telle est la thérapeutique qui nous semble la plus rationnelle.

Elle n'exclut, ni les émissions sanguines locales et modérées, si elles sont imposées par des congestions cérébrales ou pulmonaires, ni les vomitifs, au début, quand les reflux bilieux les réclament; mais elle ménage les forces, tout en éliminant le principe qui les prostre, et elle les relève aussitôt qu'il est possible, mais en évitant une précipitation dangereuse. Les résultats obtenus par les laxatifs salins démontrent que, loin d'irriter l'inflammation intestinale, ils favorisent, au contraire, la cicatrisation des ulcères.

Malgré sa complexité, l'affection typhoïde n'est donc qu'une affection fébrile des pouvoirs réflexes et nutritifs, et son traitement doit être, à la fois, purgatif des principes infectieux, *leucomaïnes* ou microbes, et progressivement dynamisateur.

La méthode de Brandt est bien sédative des réflexes fébriles et congestifs, mais elle ne désinfecte pas et elle court au devant des risques inflammatoires qu'elle est impuissante à prévenir. Voilà pourquoi nous lui préférons comme plus rationnelle et moins dangereuse la médication laxative.

Le traitement des fièvres éruptives suppose, comme le précédent, une conception claire de leur nature et de leurs symptômes critiques ou réflexes. L'infection générale précède, comme dans l'affection typhoïde, la réaction fébrile et l'éruption qu'elle détermine. Qu'il s'agisse de la rougeole, de la variole ou de la scarlatine, la première condition favorable à l'élimination cutanée du principe infectieux et contagieux, est la dilatation des capillaires cutanées. Leur constriction, produite par le refroidissement direct de la peau ou déterminée indirectement et sympathiquement par l'usage de boissons froides ou rafraichissantes, retarde la congestion des capillaires de la peau. Conséquemment, les viscères sont congestionnés et irrités par le principe infectieux contenu dans le sang.

Par contre, la chaleur interne et externe, secondée par les révulsifs, congestionne le derme et favorise l'éruption qui devient, elle-même, un foyer d'irritation qui la fixe définitivement à la peau; à moins qu'elle ne soit résorbée par une constriction frigorale qui excite les vaso-constricteurs et détermine les plus graves inflammations viscérales. La médication dynamique est donc l'interprète des actes réflexes critiques.

Les maladies de la peau ont des caractères communs aux phlegmasies muqueuses et séreuses; de plus, indépendamment de leurs simples localisations, tantôt elles réfléchissent les affections aiguës et chroniques des liquides et des dynamismes nerveux, et tantôt, au contraire, elles sont répercutées par résorption ou acte réflexe sur les viscères ou d'autres organes.

Les réseaux lymphatique, sanguin et nerveux qui revêtent le derme; les papilles, les follicules sébacées et les glandes sudoripares qui le pénètrent, fonctionnent par un mécanisme réflexe dont les affections déterminent les maladies cutanées. Les érythèmes et les papules, les exfoliations épidermiques de la pityriase exsudative du psoriasis, les éruptions vésiculeuses et phlycténoïdes, pustuleuses et purulentes, les furoncles et les anthrax, les ulcères, enfin, symptomatiques de la syphilis, de la scrofule ou de tout autre diathèse, traduisent les impressions diverses des causes morbifiques sur les dynamismes réflexes et nutritifs.

La thérapeutique leur oppose des médications aussi variées que les causes et les formes éruptives, et visant, à la fois, la nature et les symptômes réflexes de ces affections.

Ainsi, les érythèmes déterminés par des irritations locales chez l'adulte, et surtout chez les nourrissons, cèdent aux lotions rafraîchissantes ou astringentes, constrictives des capillaires, ou même à de simples émollients et adoucissants ou conservateurs de l'épiderme; les soins de propreté préviennent, enfin, et corrigent les irritations fécales et urinaires des enfants à la mamelle.

Les inflammations prurigineuses des papilles, dont l'hyperesthésie réflexe tourmente et agite les malades, et les exsudats séreux de l'urticaire plus irritants encore, trouvent dans les purgatifs et les bains tièdes prolongés la sédation directe et indirecte des symptômes réflexes locaux et généraux. La même médication convient aux ictères aigus comme aux éruptions vésiculeuses, aux herpétiques, aux zonas, aux impétigos. Les érysipèles exigent souvent, en outre, les émollients, les purgatifs et des vomitifs pour évacuer la bile, quand elle reflue vers l'estomac. Les furoncles, enfin, et l'anthrax trouvent leurs résolutifs dans de larges incisions.

Toutes ces affections aiguës et superficielles de la profondeur du derme sont des réactions inflammatoires réflexes des vaisseaux capillaires et lymphatiques. Les exsudats séreux prouvent la participation importante des vaisseaux incolores dont l'impressionnalité irritative, et, partant, réflexe, est aussi évidente que celle des capillaires sanguins dont ils sont les annexes lymphatiques. Aussi bien les déplétifs locaux et dérivatifs agissent-ils également sur les deux systèmes de la circulation capillaire.

Des indications spéciales émanent des causes irritantes des réflexes vasculaires éruptifs. Ces causes, les unes sont fugaces, comme les fièvres éphémères accompagnées d'herpès labialis, ou comme les irritations locales, suivies d'érythème ou d'intertrigo ; d'autres disparaissent, en général, avec l'éruption

qui semble être critique : tels les zonas souvent pré-
cédés de douleurs névralgiques sur la zone éruptive.
Le rhumatisme peut affecter métastatiquement les
divers éléments de la peau, comme il affecte tous les
organes. L'érythème noueux démontre clairement
cette solidarité. Les médications sulfureuses et
arsénicales réclamées par la nature rhumatique ou
dartreuse des éruptions vésiculeuses ou squammeuses,
complètent le traitement de ces affections à double
nature. De même, les adynamies aiguës du plasma et
des globules du sang, traduites par les tâches ecchy-
motiques de la fièvre typhoïde et les altérations analogues et apyrétiques, déterminant parfois des hémorrhagies internes, comme dans le purpura et le scorbut,
commandent l'usage des réparateurs réflexes et surtout nutritifs.

Au contraire, les éruptions sèches ou humides,
résultant de l'irritation dermique par la gale, guérissent par les insecticides et les bains rafraîchis-
sants. L'affection réflexe disparaît avec la cause.

Quoique probablement déterminées aussi par des
microbes, les maladies contagieuses et infectieuses
ne sont pas aussi rapidement curables. Toutefois,
leur traitement repose d'abord sur la destruction de
l'agent virulent, ou du virus spécifique qui le renferme et le caractérise : les chancres, les pustules
malignes et charbonneuses, les blessures rabiques et
venimeuses sont également cautérisées pour détruire
et l'agent infectieux et les tissus qui l'absorbent.

Mais, si l'organisme est imprégné de la cause infectieuse syphilitique, par exemple, des médications internes sont administrées pour éloigner indéfiniment, sinon détruire, l'évolution de ces principes morbifiques. Le mercure et l'iodure de potassium agissent-ils ou non comme insecticides? Bien qu'ils soient moins radicalement curatifs que les acaricides, ils opposent évidemment leurs dynamismes aux forces pathogéniques qui ulcèrent les tissus et détruisent leurs propriétés vitales.

Les iodiques et les réparateurs généraux complètent, avec les topiques révulsifs, résolutifs ou détersifs, astringents ou cathérétiques, le traitement des scrofulides. Sous ces formes nous découvrons, encore, le mécanisme dynamique réflexe et nutritif des agents opposés à une des affections les plus générales du dynamisme vital. Le lupus qui en est une des formes les plus rebelles épuise même les ressources des réactions topiques.

En somme, que les affections cutanées soient locales ou qu'elles dépendent d'un état général, qu'elles soient aiguës ou chroniques et que le traitement vise les causes pathogéniques ou leurs symtômes et leurs lésions, la symptomatologie est toujours dynamique réflexe et nutritive, et la thérapeutique ne fait que choisir les agents les plus propres à rectifier l'harmonie des forces vivantes.

Les maladies chroniques ne sauraient faire exception aux principes de pathologie et de thérapeutique

générales que nous avons appliqués. En effet, malgré
son autonomie incontestable, la pathologie repose
sur des bases physiologiques; quoique modifiées par
la maladie, les lois de la physiologie s'imposent à la
médecine.

Nous en avons eu la preuve en poursuivant les
fonctions des pouvoirs réflexes et nutritifs, dès leur
apparition dans l'organisme, jusqu'à son développement complet. C'est à leur solidarité harmonique
qu'est due l'unité vitale ; c'est elle qui nous a servi de
guide pour la recouvrer au sein du cahos pathologique et c'est le même principe dynamique réflexe et
nutritif que nous avons visé avec les dynamismes
curatifs.

Il ne peut donc y avoir entre les maladies aiguës
et les maladies chroniques qu'une différence, parfois
de nature, toujours de forme, de marche et de
durée, mais non de mécanisme physiologico-patholo-
gique, sauf certaines affections qui *semblent* d'emblée
chroniques. La chronicité est, en général, une issue
des maladies aiguës. Les maladies chroniques, par
leur essence, comme la tuberculose, la scrofule, la
syphilis, deviennent elles-mêmes galopantes quand
elles rencontrent des constitutions ou des tempéraments favorables à leur rapide évolution. Dans tous
les cas, la thérapeutique, quoique plus lente à produire ses effets, ne saurait cesser d'être dynamique.

Faisons une application sommaire de la dynamique
médicale réflexe et nutritive aux affections chroni-

ques ; elle sera le contrôle complémentaire de nos principes vitalistes.

Les névroses mentales, malgré l'acuité de leurs délires, ont une tendance naturelle à la chronicité. Lors même qu'elles sont essentielles, elles doivent à la mémoire des centres nerveux leur opiniâtreté. Elles ne sont, cependant, incurables qu'autant que des vices de conformation ou des lésions irréparables s'opposent au fonctionnement normal des dynamismes instinctifs, intellectuels et moraux. Si, au lieu d'arrêts de développement, de déchirures hémorrhagiques, de désagrégation lente des éléments nerveux ou d'exsudats membraneux des méninges qui suppriment ou détruisent, brusquement ou lentement, des quantités plus ou moins considérables de la substance cérébrale et annulent en même temps les organes et leurs fonctions ; si, au contraire, les dynamismes du cerveau ne sont que troublés par des congestions ou des associations morbides, il ne faut pas désespérer de la guérison. Nous avons montré que des névroses mentales, datant de plusieurs années, pouvaient disparaître par l'application rationnelle d'une thérapeutique dynamique, physique, intellectuelle et morale.

Les formes convulsives toniques, cloniques, rhythmiques et statiques, quand elles sont essentielles, voient diminuer l'intensité et la fréquence de leurs symptômes réflexes, au fur et à mesure que diminue l'hyperesthésie cérébrale, myélique ou ganglionnaire.

Les hypesthésiques pharmaceutiques et gymnastiques, secondés par l'entraînement intellectuel et moral des malades, peuvent triompher de névroses jugées à tort comme incurables.

A plus forte raison, les névroses symptomatiques de chlorose ou d'anémie cèdent-elles, malgré leur chronicité, aux hypesthésiques secondés par les dynamisateurs.

Les névralgies chroniques imposent une durée plus longue au traitement ; mais le mécanisme physiologico thérapeutique des divers agents mis en œuvre est le même que lorsqu'ils sont appliqués à des espèces ou à des formes aiguës.

Il en est ainsi des fièvres intermittentes rebelles et chroniques ; les précautions d'hygiène doivent être plus étroitement observées qu'après de légers ou rares accès fébriles ; l'impressionnabilité au froid doit être complètement dissipée avant de s'exposer à son influence. Les réparateurs généraux sont aussi indispensables et leur usage doit être continué jusqu'au retour du polydynamisme vital à son état normal. La chronicité n'impose pas, enfin, une thérapeutique et une hygiène différente de celles qu'on applique aux fièvres intermittentes récentes, aiguës et même pernicieuses.

Les phlegmasies des séreuses et des muqueuses, devenant chroniques, ont besoin d'un traitement proportionné à leur résistance ; les révulsions exsudatives doivent être énergiques et de longue durée ; les

évacutions chirurgicales des cavités séreuses rebelles
à la résorption deviennent, parfois, nécessaires; par
contre, les stimulants directs ou indirects des membranes muqueuses atteintes de catarrhe achèvent
l'œuvre incomplète des antiphlogistiques. Mais, dans
ces affections chroniques, comme dans les affections
aiguës de ces membranes, qu'on use de l'arsenic et
du soufre, des stimulants astringents et même des
cathérétiques, au lieu des émissions sanguines, des
vésications volantes, des émollients et des sudori-
fiques; dans ces deux cas, le dynamisme des
agents curatifs est aussi évident que le mécanisme réflexe des symptômes. Les hypodynamisants
et les hypesthésiques ont pour complément thérapeutique les sédatifs et les stimulants légers des réflexes
capillaires et des follicules, les constricteurs vasculaires et même les caustiques, quand la membra-
neuse est hypertrophiée par les congestions et les
exsudats inflammatoires.

Encore et toujours, lors même que les fonctions
nutritives sont chirurgicalement traitées, le polydynamisme vital et le polydynamisme thérapeutique
sont aux prises.

Les hypertrophies et les dégénérescences, les
lésions syphilitiques, scrofuleuses ou cancéreuses des
os, les affections ou les tumeurs qui trouvent, dans
la chirurgie ou dans la médecine, le traitement qui
leur convient, ne sauraient, enfin, faire exception aux
lois de la dynamique vitale et de la dynamique théra-

peutique. La lenteur de l'évolution des affections chroniques n'a d'autre signification que la persistance des causes morbifiques et la réaction presque latente des dynamismes organiques, graduellement impressionnés et hypesthésiés par les habitudes morbides.

Les inflammations chroniques finissent, comme les névroses, par émousser la sensibilité réflexe et affaiblir les forces nutritives, si bien qu'elles aboutissent à une adynamie générale. Il en résulte des régressions cellulaires, pyogéniques, tuberculeuses ou cancéreuses qui trahissent la *démence* des dynamismes assimilateurs, comme les symptômes de la folie représentent des délires viscéraux.

L'adynamie nutritive, générale et chronique, se transmet héréditairement comme les hyperesthésies névrosiques des centres nerveux ; ces formes pathologiques du polydynamisme vital sont intégrantes des dynamismes générateurs. Les cellules fécondantes les transportent aux cellules ovulaires qui les assimilent, et le conflit de ces forces vivantes donne un produit qui les représente avec la prédominance des dynamismes les plus puissants. Ainsi, les prédispositions morbides légères de l'un des parents peuvent être rectifiées par la résistance des forces physiologiques de l'autre. Mais l'harmonie dynamique obtenue par la génération n'est, en général, que temporaire ; elle est facilement compromise par des causes accidentelles. La progéniture des névrosiques, des tuberculeux, des scrofuleux, des cancéreux est menacée, tôt ou tard, de régression hypéresthésique, hypesthésique ou nutritive. Les prédispositions diathésiques font partie intégrante des dynamismes héréditaires.

Il en résulte des avantages sérieux pour le traitement prophylactique des maladies congénitales. L'éducation et l'hygiène des enfants et des personnes menacées de névroses vésaniques ou convulsives, pourront corriger les prédispositions hypéresthésiques ou hypesthésiques physiques, intellectuelles et morales. La thérapeutique n'est pas désarmée contre les névroses, même héréditaires, tant qu'elles ne sont que dynamiques ; *a fortiori,* la thérapie et l'hygiène peuvent-elles être prophylactiques?

Il en est de même pour les prédispositions à la scrofule, à la tuberculose et au cancer. L'hygiène physique bien observée pourra corriger l'adynamie nutritive, si les dynamisateurs sont méthodiquement mis en œuvre. Les prédispositions aux dermatoses, même syphilitiques, avorteront, enfin, par l'usage raisonné des iodiques, des arsénicaux, des sulfureux, des mercuriaux, c'est-à-dire des agents à la fois modérateurs de la désassimilation et dynamisateurs de l'assimilation.

De même que les topiques alcooliques et iodiques favorisent le bourgeonnement des ulcères, en excitant les dynamismes assimilateurs des cellules atteintes de régression purulente chronique; ainsi agissent les dynamisateurs des forces nutritives.

Les virus, dont on cherche peut-être vainement la forme histologique, sont éminemment adynamisateurs. Ils représentent des forces pathologiques parvenues aux derniers degrés de la régression dynamique ; mais elles sont susceptibles de recouvrer dans l'organisme, lentement et en partie, les propriétés physiologiques des liquides et des tissus qu'elles ont infectés ; le temps et la chronicité rendent la syphilis, par exemple, plus discrète, sinon moins grave. Ses localisations de moins en moins nombreuses prouvent la réaction médicatrice de l'organisme. Galopantes chez les enfants et les lymphatiques, la syphilis tertiaire ou profonde tend à disparaître dans l'âge mûr et la vieillesse, comme la scrofule et la tuberculose ; l'évolution du cancer est aussi plus lente, mais son dynamisme est plus rebelle. La démence régressive des cellules cancéreuses est plus limitée, plus adynamisante et plus réfractaire que la syphilis, la scrofule et même que la tuberculose, à l'action dynamisatrice des agents thérapeutiques.

En résumé, les perversions adynamiques et régressives des diathèses ferment le cercle pathologique qui commence avec les perversions des dynamismes réflexes, et qui enclot les maladies mêmes qui ne troublent qu'indirectement l'harmonie des pouvoirs réflexes et nutritifs. La thérapeutique enfin, restaure ou rectifie, avec ses forces propres, les dégradations ou les aberrations du polydynamisme vital.

13

CONCLUSION

Nous avons appliqué à la dynamique physiologique les lois de corrélation et de tranformation qui régissent les forces physiques et chimiques. Les rapports qui lient la sensibilité à la motricité et la motricité à la myotilité, démontrent la solidarité nécessaire de ces forces ; elles sont, en outre, proportionnelles et harmoniques dans l'état physiologique. Indépendamment des forces dont le *travail* est caractérisé par des mouvements sensibles ou des actes conscients, le travail assimilateur et désassimilateur des fonctions nutritives implique aussi l'existence de dynamismes spéciaux inhérents aux divers éléments histologiques. L'observation montre, en outre, le pouvoir transformateur de ces organismes élémentaires ; en effet, ils opèrent en même temps la transformation des principes nutritifs du sang en éléments organisés et en forces propres ou propriétés de ces formes élémentaires des systèmes anatomiques.

Cette transformation assimilatrice est le couronnement de celles qui commencent avec les premiers actes de la digestion et se poursuivent dans les vaisseaux. C'est par ce pouvoir assimilateur que s'alimentent les centres d'innervation, d'où rayonnent le mécanisme réflexe, c'est-à-dire les excitations sensitives, motrices et musculaires.

Les fonctions intellectuelles et morales ne sont pas physiologiquement irréductibles à ce mécanisme. La sensibilité ne disparaît pas, de ce que les perceptions succèdent aux sensations, et les idées abstraites aux images perçues. Ce sont des transformations successives des impressions sensorielles.

Toutes les formes intellectuelles sont de nature sensitive et toutes les facultés ne sont que des applications diverses des pouvoirs perceptifs. La solidarité anatomique et physiologique des centres de perception constitue l'unité harmonique des fonctions intellectuelles. La mémoire et l'association des idées entre elles, et avec les perceptions et les sensations actuelles, sont des propriétés communes aux centres myéliques, au grand sympathique et aux organes qui en sont innervés.

De même, la sensibilité morale fait partie de la sensibilité générale. Elle a pour organes les viscères, les vaisseaux et le système nerveux ganglionnaire. Elle doit ses qualités morales à ses associations avec les idées; elle reste sensibilité organique, quand elle ne concourt qu'aux fonctions viscérales et nutritives.

Les lois réflexes régissent la sensibilité morale comme la sensibilité physique; elles s'imposent également à la sensibilité intellectuelle, non-seulement à cause de ses associations avec les formes précédentes, mais parce que les actes volontaires supposent la corrélation des mêmes forces sensitives motrices et contractiles, et que l'empire de l'élément sensitif impose le mécanisme réflexe à tous les actes qui en procèdent.

Les forces intellectuelles et morales sont réflexes par leur nature, par leur expression et par leur éducation ou association. Les talents s'acquièrent, comme les habitudes, par la répétition des actes ou des mouvements ; les grandes et les plus nobles passions sont impulsives, comme les inspirations du génie ; les chefs-d'œuvre sont comme les héroïsmes des actes instinctifs de la sensibilité intellectuelle et de l'impressionnabilité morale, réglés par l'éducation.

En un mot, la dynamique réflexe impose ses lois physiologiques à toutes les forces vivantes ; son empire s'étend jusqu'aux dynamismes nutritifs, et de cette solidarité résulte l'unité harmonique du polydynamisme vital.

La pathologie mentale justifie pleinement ces principes généraux. Les névroses vésaniques et convulsives aiguës se réduisent à la symptomatologie des pouvoirs réflexes et ces hyperesthésies ou hypesthésies névrosiques trouvent, dans les médications sédatives physiques, intellectuelles et morales, le traitement le plus rationnel.

La symptomatologie et la thérapeutique des névralgies et des fièvres intermittentes repose sur les mêmes principes, sous réserve des dynamisateurs quand ils sont utiles. Les symptômes et les *lésions* des phlegmasies ont elles-mêmes une cause réflexe et dynamique ; l'intensité de leurs réactions générales ou locales ré-

clame l'usage des hypodynamisants ; tandis qu'ils sont
contraires aux fièvres infectieuses et éruptives, qui sont
de nature hypodynamique. Les médications diverses
opposées à ces espèces nosologiques ont un même
mécanisme ; les hypesthésiques, les contre-stimulants, les antiphlogistiques, les révulsifs, les dérivatifs
et les dynamisateurs visent d'abord les dynamismes
réflexes excités ou irrités, et ensuite les adynamies
nutritives. La science des réactions des dynamismes
vivants et des dynamismes morbifiques implique la
subordination étiologique des lésions aux symptômes
et l'application rationnelle des forces médicatrices.

La pathologie, en un mot, doit être la science des
dynamismes morbifiques et des réactions des dynamismes vivants ; elle doit subordonner hiérarchique-
ment les symptômes et les lésions selon les lois
réflexes et nutritives et faire un usage logique des
forces thérapiques. Les lois physiologiques troublées par les maladies aiguës sont les mêmes, lorsqu'elles sont altérées par les maladies chroniques ou
perverties par les diathèses. Les perversions héréditaires qui prédisposent aux névroses et aux affections diathésiques ne sont pas toutes au-dessus des
pouvoirs des dynamismes curatifs. Les délires
mêmes et les démences des forces assimilatrices peuvent céder à une prophylaxie raisonnée. Lors même
que la science est impuissante, elle cherche son indication palliative dans la symptomatologie réflexe et
nutritive.

En résumé, sauf les affections limitées et exclusives de la sensibilité, de la motricité ou de la myotilité, la pathologie entière ne comprend que des maladies des dynamismes réflexes et nutritifs que leurs rapports rend réciproquement solidaires. Les pouvoirs ne cessent de fonctionner, quoique troublés par les causes essentielles et dynamiques et par les causes qui déterminent des lésions, mais qu'ils soient phlegmasiques, ou simplement irritants, ou mécaniques, les agents pathogéniques ne peuvent produire de symptômes et de lésions qu'en altérant l'harmonie des forces vivantes. Aussi bien, la thérapeutique, sans négliger les indications exclusives restreintes aux affections de la sensibilité, de la motricité ou de la myotilité, qui sont, le plus souvent, les ébauches ou les restes de maladies réflexes, distingue-t-elle, sous toutes leurs formes, les perturbations des dynamismes réflexes et nutritifs. Pour les corriger, elle dispose des hypesthésiques et des excitants de la sensibilité motrice, des hypodynamisants et des dynamisateurs dont elle use opportunément, en visant la réparation des tons harmoniques des forces.

Les dynamismes, enfin, des agents thérapeutiques sont aussi réels que les dynamismes réflexes et nutritifs dont ils doivent rétablir l'harmonie, troublée par les dynamismes pathogéniques. Tels sont les principes qui servent de base à ce traité de dynamique médicale.

TABLE

Limoges, imp. Vᵉ H. Ducourtieux, rue des Arènes, 7.

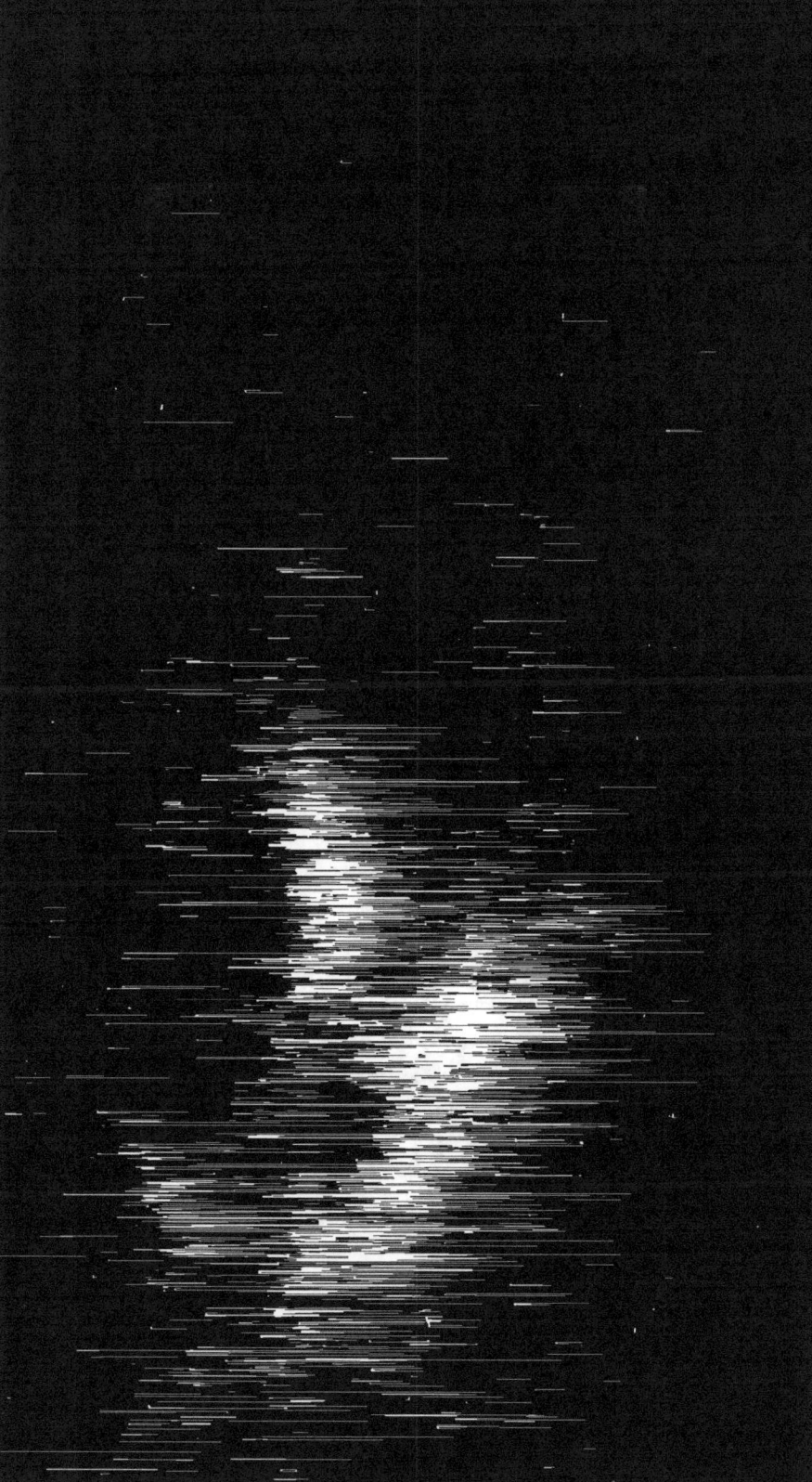

ANCIENNE LIBRAIRIE GERMER BAILLIÈRE ET Cie

FÉLIX ALCAN, ÉDITEUR

RÉCENTES PUBLICATIONS

AXENFELD et HUCHARD. Traité des névroses, 2ᵉ édition, augmentée de 700 pages, par HENRI HUCHARD, médecin des hôpitaux. 1 fort vol. in-8. 20 fr.

BARTELS. Les maladies des reins, traduit de l'allemand, par le docteur EDELMANN; avec préface et notes de M. le professeur LEPINE. 1 vol. in-8, avec fig. 1884. 15 fr.

BILLROTH. Traité de pathologie chirurgicale générale, précédé d'une introduction par M. le prof. VERNEUIL, 3ᵉ tirage. 1 fort vol. grand in-8, avec 100 fig. dans le texte. 14 fr.

BOUCHARDAT. De la glycosurie ou diabète sucré, son traitement hygiénique, 1883, 2ᵉ édition. 1 vol. grand in-8, suivi de notes et documents sur la nature et le traitement de la goutte, la gravelle urique, sur l'oligurie, le diabète insipide avec excès d'urée, l'hippurie, la pimélorrhée, etc. 15 fr.

BOUCHARDAT. Traité d'hygiène publique et privée, basée sur l'étiologie. 1 fort vol. grand in-8. 2ᵉ édition, 1883. 18 fr.

BOUCHARDAT. Annuaire de thérapeutique, de matière médicale et de pharmacie pour 1886; contenant le résumé des travaux thérapeutiques et hygiéniques, publiés pendant l'année 1885; et les formules des médicaments nouveaux. 46ᵉ année. 1 vol. grand in-32, 1 fr. 50

BOUCHARDAT. Nouveau Formulaire magistral, précédé d'une Notice sur les hôpitaux de Paris, de généralités sur l'art de formuler, suivi d'un Précis sur les eaux minérales naturelles et artificielles, d'un Memorial thérapeutique, de notions sur l'emploi des contre-poisons, et sur les secours à donner aux empoisonnés et aux asphyxiés. 1884, 25ᵉ édition collationnée avec le nouveau codex, revue et augmentée de formules nouvelles et d'une note sur l'alimentation dans le diabète sucré. 1 vol. in-18. 3 fr. 50
    Cartonné à l'anglaise. 4 fr. — Relié. 4 fr. 50

BOUCHUT et DESPRÈS. Dictionnaire de médecine et de thérapeutique médicale et chirurgicale, comprenant le résumé de la médecine et de la chirurgie, les indications thérapeutiques de chaque maladie, la médecine opératoire, les accouchements, l'oculistique, l'odontotechnie, les maladies d'oreille, l'électrisation, la matière médicale, les eaux minérales, et un formulaire spécial pour chaque maladie, 4ᵉ édition, 1883, très augmentée. 1 vol. in-4 avec 918 figures dans le texte et 3 cartes.
    Broché, 25 fr. — Cartonné, 27 fr. 50. — Relié, 29 fr.

BURDON-SANDERSON, FOSTER et LAUDER-BRUNTON. Manuel du laboratoire de physiologie, traduit de l'anglais par M. MOQUIN-TANDON. 1 vol. in-8. avec 184 figures dans le texte, 1884. 14 fr.

CORNIL et BABES. Les bactéries et leur rôle dans l'histologie pathologique des maladies infectieuses. 1 fort vol. grand in-8, contenant la description des méthodes de bactériologie; avec figures en noir et en couleurs hors texte. 2ᵉ édition (sous presse).

CORNIL et BRAULT. Etude sur la pathologie du rein. 1 vol. in-8, avec 16 planches hors texte, 1884. 12 fr.

DAMASCHINO. Leçons sur les maladies des voies digestives. 1 vol. in-8, 2ᵉ tirage, 1886. 14 fr.

DURAND-FARDEL. Traité des eaux minérales de la France et de l'étranger, et de leur emploi dans les maladies chroniques, 3ᵉ édition, 1883. 1 vol. in-8 10 fr.

GARNIER. Dictionnaire annuel des progrès des sciences et institutions médicales, suite et complément de tous les dictionnaires. 1 vol. in-12 de 500 pages, 21ᵉ année. 1885. 7 fr.

KUNZE. Manuel de médecine pratique, traduit de l'allemand, par M. KNOERI, 1883. 1 vol. in-18. 4 fr. 50

LUYS. Le cerveau, ses fonctions. 1 vol. in-8 de la Bibliothèque scient. intern., 5ᵉ édit., avec fig. Cartonné. 6 fr.

NÉLATON. Eléments de pathologie chirurgicale, seconde édition complétement remaniée par les Dʳˢ JAMAIN, PÉAN, DESPRÉS, GILLETTE et HORTELOUP. TOME SIXIÈME revu par les Dʳˢ DESPRÉS, GILLETTE et HORTELOUP. Affections des organes génito-urinaires de l'homme, affections des organes génito-urinaires de la femme, affections des membres. 1 fort vol. grand in-8 avec fig. dans le texte. 1884. 18 fr.
    L'ouvrage complet en 6 vol. grand in-8, avec 795 fig. dans le texte. 82 fr.

PREYER. Eléments de physiologie générale, traduit de l'allemand, par M. Jules SOURY, 1 vol. in-8, 1884. 5 fr.

RILLIET et BARTHEZ. Traité clinique et pratique des maladies des enfants. 3ᵉ édition, refondue et augmentée par E. BARTHEZ et A. SANNE. Tome 1ᵉʳ. 1 fort volume grand in-8. 1884. 16 fr.

TAYLOR. Traité de médecine légale, traduit sur la 7ᵉ édition anglaise, par le Dʳ HENRI COUTAGNE. 1 vol. grand in-8. 15 fr.

F. TERRIER. Eléments de pathologie chirurgicale générale. 1ᵉʳ fascicule : Lésions traumatiques et leurs complications. 1 vol. in-8. 1884. 7 fr.

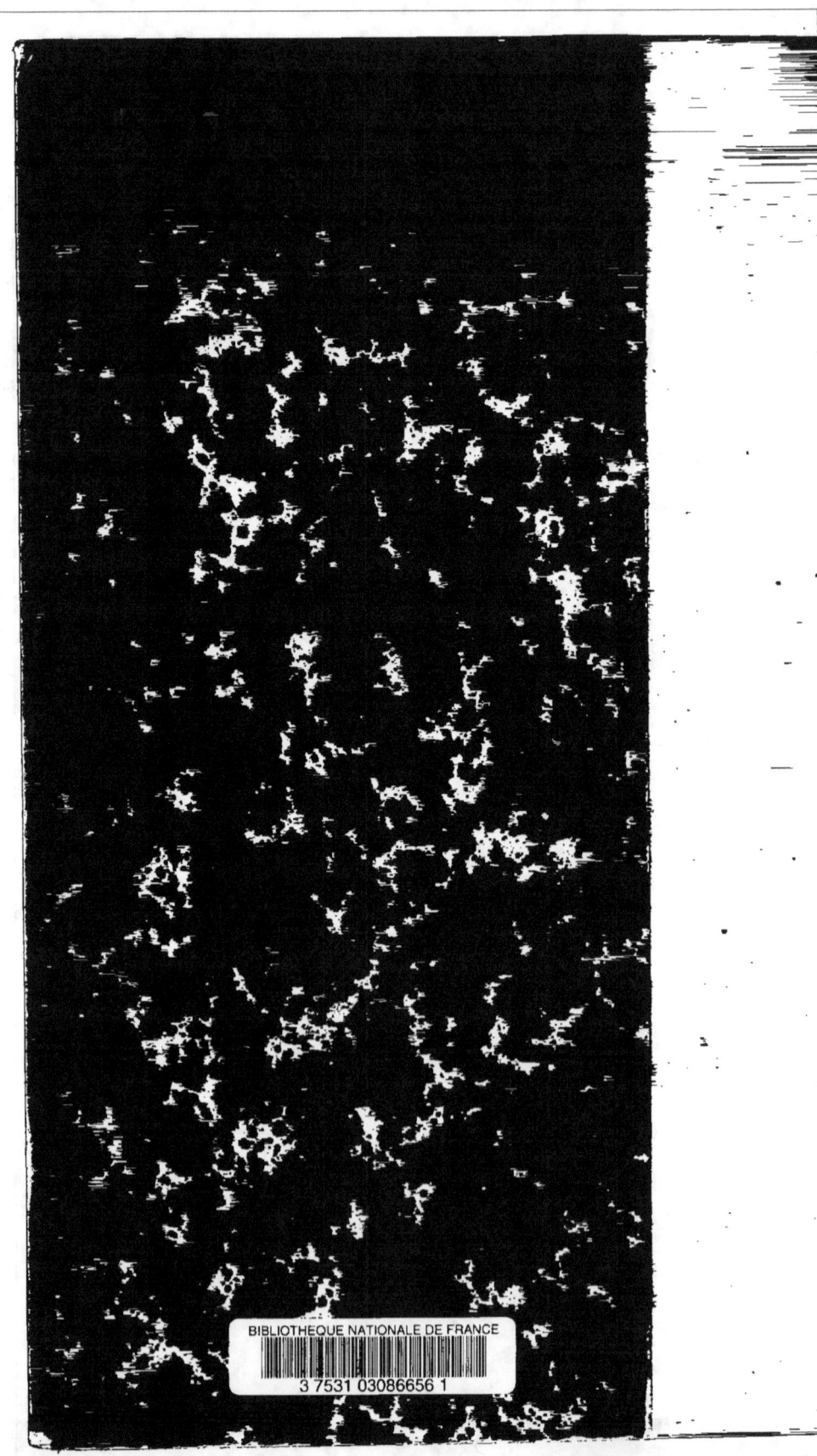